# Organización sanitaria inicial para la asistencia sanitaria a emergencias colectivas

Francisco Javier Carmona Fuentes

**Organización sanitaria inicial para la asistencia sanitaria a emergencias colectivas**
© Francisco Javier Carmona Fuentes


1ª Edición

© IC Editorial, 2025

Editado por: IC Editorial
c/ Cueva de Viera, 2, Local 3
Centro Negocios CADI
29200 Antequera (Málaga)
Teléfono: 952 70 60 04
Fax: 952 84 55 03
Correo electrónico: iceditorial@iceditorial.com
Internet: www.iceditorial.com

ISBN: 978-84-1184-789-6
Depósito Legal: MA 682-2025


Impresión: PODiPrint
Impreso en Andalucía – España

Nota de la editorial: IC Editorial pertenece a Innovación y Cualificación S. L.

## Presentación del manual

El **Certificado de Profesionalidad** es el instrumento de acreditación, en el ámbito de la Administración laboral, de las cualificaciones profesionales del Catálogo Nacional de Cualificaciones Profesionales adquiridas a través de procesos formativos o del proceso de reconocimiento de la experiencia laboral y de vías no formales de formación.

El elemento mínimo acreditable es la **Unidad de Competencia.** La suma de las acreditaciones de las unidades de competencia conforma la acreditación de la competencia general.

Una **Unidad de Competencia** se define como una agrupación de tareas productivas específica que realiza el profesional. Las diferentes unidades de competencia de un certificado de profesionalidad conforman la **Competencia General,** definiendo el conjunto de conocimientos y capacidades que permiten el ejercicio de una actividad profesional determinada.

Cada **Unidad de Competencia** lleva asociado un **Módulo Formativo,** donde se describe la formación necesaria para adquirir esa **Unidad de Competencia,** pudiendo dividirse en **Unidades Formativas.**

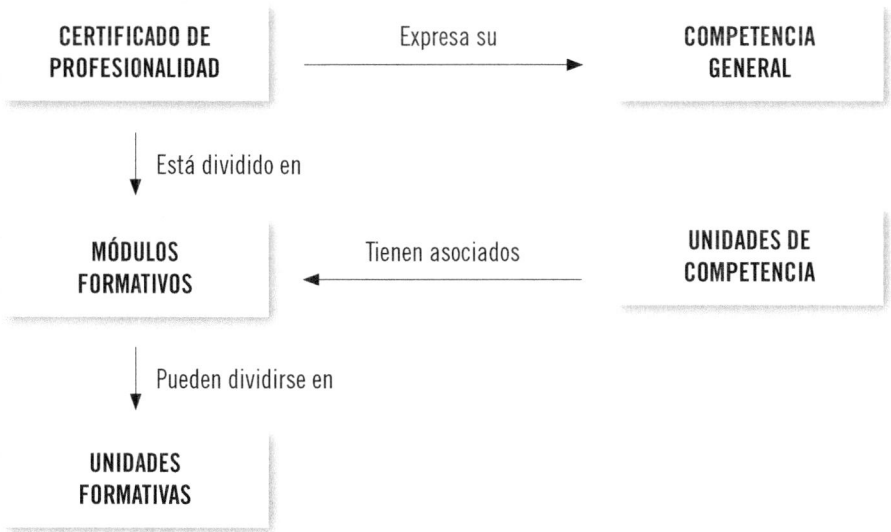

El presente manual desarrolla la Unidad Formativa **UF0676: Organización sanitaria inicial para la asistencia sanitaria a emergencias colectivas,**

perteneciente al Módulo Formativo **MF0361_2: Atención sanitaria inicial a múltiples víctimas,**

asociado a la unidad de competencia **UC0361_2: Prestar atención sanitaria inicial a múltiples víctimas,**

del Certificado de Profesionalidad **Atención sanitaria a múltiples víctimas y catástrofes.**

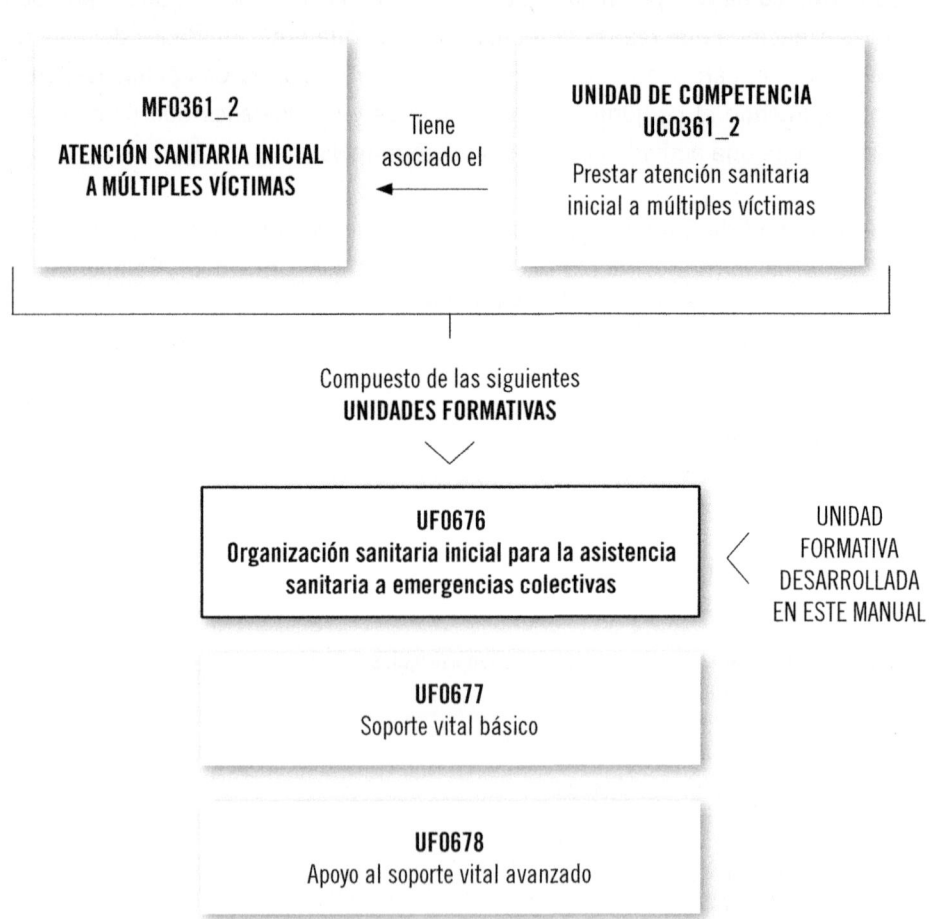

# FICHA DE CERTIFICADO DE PROFESIONALIDAD

## (SANT0108) ATENCIÓN SANITARIA A MÚLTIPLES VÍCTIMAS Y CATÁSTROFES (R. D. 710/2011, de 20 de mayo)

**COMPETENCIA GENERAL:** Colaborar en la preparación y la ejecución de planes de emergencia y de dispositivos de riesgos previsibles, así como en la organización y el desarrollo de la logística sanitaria ante una emergencia colectiva o catástrofe, prestando la atención inicial a múltiples víctimas y aplicando técnicas de apoyo psicológico en situaciones de crisis.

| Cualificación profesional de referencia | | Unidades de competencia | Ocupaciones o puestos de trabajo relacionados: |
|---|---|---|---|
| SAN122_2: ATENCIÓN SANITARIA A MÚLTIPLES VÍCTIMAS Y CATÁSTROFES (R. D. 1087/2005 de 16 de septiembre) | UC0360_2 | Colaborar en la organización y el desarrollo de la logística sanitaria en escenarios con múltiples víctimas y catástrofes, asegurando el abastecimiento y la gestión de recursos y apoyando las labores de coordinación en situaciones de crisis | • Ayudante de emergencias sanitarias<br>• Ayudante en transporte sanitario urgente con equipos de soporte vital básico y/o de equipos de soporte vital avanzado<br>• Ayudante de unidades de asistencia sanitaria al desastre o de unidades de logística sanitaria en catástrofes<br>• Ayudante en salvamento y rescate<br>• Ayudante en cooperación internacional |
| | UC0361_2 | Prestar atención sanitaria inicial a múltiples víctimas | |
| | UC0362_2 | Colaborar en la preparación y en la ejecución de planes de emergencias y de dispositivos de riesgo previsible | |
| | UC0072_2 | Aplicar técnicas de apoyo psicológico y social en situaciones de crisis | |

## Correspondencia con el Catálogo Modular de Formación Profesional

| Módulos certificado | Unidades formativas | Horas |
|---|---|---|
| MF0360_2: Logística sanitaria en situaciones de atención a múltiples víctimas y catástrofes | UF0674: Modelos de actuación ante múltiples víctimas | 40 |
| | UF0675: Logística sanitaria en catástrofes | 60 |
| **MF0361_2: Atención sanitaria inicial a múltiples víctimas** | UF0676: Organización sanitaria inicial para la asistencia sanitaria a emergencias colectivas | 30 |
| | UF0677: Soporte vital básico | 60 |
| | UF0678: Apoyo al soporte vital avanzado | 50 |
| MF0362_2: Emergencias sanitarias y dispositivos de riesgo previsible | | 60 |
| MF0072_2: Técnicas de apoyo psicológico y social en situaciones de crisis | | 40 |
| MP0139: Prácticas profesionales no laborales | | 120 |

# Índice

Capítulo 1

# Procedimiento de actuación en la atención a múltiples víctimas

# Contenido

## 1. Introducción

Un accidente con múltiples víctimas se define como aquella situación en la que se presentan dos o más accidentados, como ocurre en accidentes de tráfico con varios vehículos implicados, accidentes de medios de transporte colectivo (autobuses, ferrocarril, etc.), derrumbes de edificios, incendios, reyertas, etc. En estas situaciones los servicios de emergencia locales no deben verse desbordados. Para ello, será obligada una adecuada organización sanitaria que proporcione una asistencia médica rápida y eficaz a las víctimas y que asegure su supervivencia tanto a corto como a medio y largo plazo.

En general, a estas situaciones se las denomina **incidentes con múltiples víctimas o lesionados.** Estos casos se caracterizan porque la actuación sanitaria se concentra en un área concreta, tiene una duración limitada (unas horas) y no conlleva la inoperatividad de las infraestructuras y servicios básicos de la comunidad.

Las intervenciones de los equipos de emergencia en el medio prehospitalario deben estar perfectamente definidas y ordenadas para que den lugar a una respuesta segura, adecuada y eficiente. Con el fin de facilitar dicha actuación, distinguiremos tres fases: **alarma, aproximación** y **control.**

## 2. Fase de alarma

En la atención a múltiples víctimas, la fase de alarma es la fase que inicia la puesta en marcha del sistema de emergencias. Esta fase se divide en dos momentos:

- El análisis y el tratamiento de la llamada de auxilio.
- La activación y el desplazamiento de los recursos humanos y de los materiales necesarios.

## 2.1. Activación del sistema de emergencias

Ante un accidente, el primer paso es activar los sistemas de emergencia. La activación suele llevarla a cabo algún testigo del accidente o alguna de las víctimas mediante una llamada telefónica a los números de emergencias. El personal encargado de la recepción de estas llamadas procederá al análisis y tratamiento de la información recibida. Este personal debe estar entrenado para dirigir el interrogatorio con el objetivo de obtener el mayor número de datos posible, teniendo en cuenta, además, la situación de angustia y confusión del interlocutor.

*Teléfono Único Europeo de Urgencias 112*

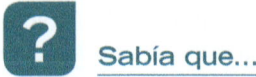

**Sabía que...**

Desde el año 2008 existe un número destinado a atender cualquier tipo de urgencia (no solo sanitaria), el 112. La implantación del Servicio de Atención de Urgencias y Emergencias a través del Teléfono Único Europeo de Urgencias 112 se ha realizado progresivamente en toda Europa (91/396/CEE: Decisión del Consejo, de 29 de Julio de 1991) para cada tipo de emergencia (servicios sanitarios, cuerpos de seguridad, bomberos, etc.). La llamada es gratuita tanto desde teléfonos fijos como móviles. Existen también números de emergencias exclusivamente sanitarias, como el 061.

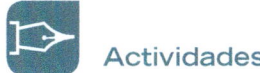

## Actividades

1. Definir qué es un accidente con múltiples víctimas.
2. Citar ejemplos de números de teléfono de emergencia y del servicio de emergencia al que corresponda.

## 2.2. Objetivos

En la fase de alarma, el primer objetivo es el **análisis de la llamada de auxilio.** Este análisis pretende determinar el lugar donde ha ocurrido el accidente, el número de posibles víctimas y la gravedad de las mismas. Al mismo tiempo, el Centro de Coordinación de Emergencias debe determinar durante esta fase cuáles son los recursos más cercanos al lugar del accidente y establecer un orden de actuación.

El segundo objetivo será la **activación de todos los recursos humanos y materiales** necesarios para dar una respuesta adecuada a la situación de emergencia planteada.

Con todo esto se persigue, por una parte, asegurar una eficaz atención de los accidentados y una correcta coordinación de los profesionales implicados y, por otra, programar una atención adecuada en los hospitales de referencia con el fin de evitar la saturación de los mismos.

Todo esto conlleva disponer de una infraestructura adecuada para poder dar una respuesta protocolizada y apropiada a los distintos tipos de emergencias que se planteen. Dicha infraestructura debe incluir una central de comunicaciones con teleoperadores entrenados para gestionar situaciones de emergencia y una línea telefónica fácil de memorizar (habitualmente de tres cifras, como es el caso, por ejemplo, del 112) que debe estar operativa durante 24 horas los 365 días del año.

Es posible también distinguir una fase previa a la de alarma: la **fase de alerta**. Durante esta fase se informa al personal de emergencias de la posibilidad de que ocurra un determinado siniestro con el fin de que dicho personal esté preparado para adaptarse a la situación. Por ejemplo, ante una previsión de fuertes lluvias con riesgo de inundaciones, se procede a la alerta de servicios de emergencias como los bomberos o los cuerpos de seguridad del estado para que estén preparados ante dicha eventualidad. Sin embargo, en muchas ocasiones, lo inesperado del suceso motiva la entrada en la fase de alarma sin que exista una alerta previa (como, por ejemplo, ocurriría en caso de rotura inesperada del dique de una presa).

## 2.3. Procedimiento de recogida de datos por el Centro de Coordinación de Urgencias

El Centro de Coordinación de Emergencias constituye la puerta de entrada del usuario al sistema de atención de urgencias y emergencias en el ámbito autonómico. Este centro es el encargado de gestionar las emergencias sanitarias de una determinada región. En España suele haber uno en cada comunidad autónoma. Los centros coordinadores dispondrán de diversos recursos, tanto propios como ajenos, que procederán a activar en función de las necesidades de cada situación.

Ante una situación de emergencia, el primer paso será proceder a la activación de los sistemas de emergencia, generalmente, mediante una llamada telefónica a los números de emergencias habilitados a tal efecto. Las llamadas pueden provenir del propio paciente, de un familiar, de otras redes de asistencia sanitaria, de las distintas Fuerzas de Seguridad del Estado o incluso derivadas de otras líneas de llamada de urgencias, como el 112. Las llamadas son efectuadas, generalmente, por personas no entrenadas en la transmisión de información ni en la evaluación de las víctimas. Este hecho debe ser considerado por parte del personal del Centro Coordinador de Emergencias encargado de atender la llamada.

El teleoperador del centro coordinador debe atender la llamada entrante y llevar a cabo un primer interrogatorio sobre la demanda asistencial. Dicho teleoperador está asistido en todo momento por personal médico, el cual decide el tipo de recurso a enviar en cada caso o bien resuelve la asistencia mediante un consejo sanitario. El último componente del equipo del centro coordinador es el jefe de sala, máximo responsable global de la actividad del centro coordinador y encargado de supervisar la activación de todos los servicios.

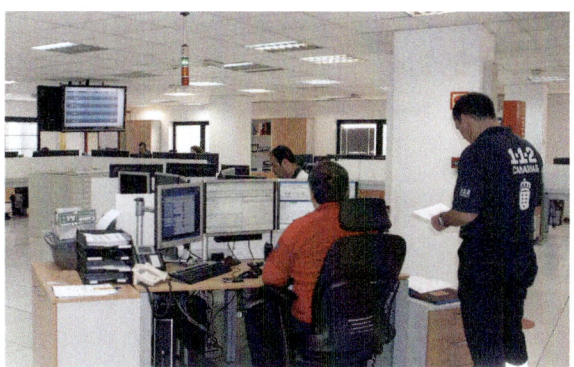

*Centro de Coordinación de Emergencias*

## Recuerde

Los objetivos en la fase de alarma son, por una parte, el análisis de la llamada, que pretende determinar el lugar del accidente y los recursos cercanos, el número de heridos, su gravedad y un orden de actuación; por otra, la activación de los recursos necesarios, lo que implica programar la atención en los hospitales.

## Actividades

3. Imaginar que se está trabajando como teleoperador en el Centro de Coordinación de Emergencias y que se recibe una llamada alertando de un incendio en una empresa de productos químicos. Teniendo en cuenta las características del suceso, ¿qué dispositivos se procedería a activar?
4. Enumerar los principales objetivos que se persiguen en la fase de alarma.

En el Centro de Coordinación de Emergencias el personal encargado de la recogida de los datos realiza el análisis y el tratamiento de la llamada recibida mediante un interrogatorio encaminado a conseguir toda la información posible sobre el suceso acontecido, como el tipo de accidente, el lugar donde ha ocurrido, el número de víctimas implicadas y la gravedad de las mismas. Dado que es fundamental que ningún dato importante quede obviado, los centros coordinadores deben tener perfectamente protocolizado todo el proceso de recogida de datos, que además quedará registrado en el sistema informático.

Los teleoperadores del centro coordinador deben evitar preguntas abiertas, ya que estas pueden dar lugar a un amplio campo de respuestas y, por lo tanto, a una información más dispersa. Es necesario dirigir el interrogatorio hacia la obtención de la información que interesa mediante preguntas cerradas como, por ejemplo, ¿cuántas personas heridas hay? Es importante, además, que los teleoperadores utilicen un tono de voz correcto en todo momento y que traten de tranquilizar al interlocutor en la medida de lo posible.

Entre las preguntas más importantes que el Centro de Coordinación de Emergencias debe realizar en el momento de recoger los datos se encuentran las siguientes:

- **¿Quién llama? ¿Desde qué número de teléfono?** Hay que identificar a la persona que está realizando la llamada. Puede tratarse de un testigo del accidente, de uno de los propios heridos, de un miembro de las Fuerzas de Seguridad del Estado, etc. También es importante obtener el número de teléfono desde el que está realizando la llamada por si es necesario contactar desde el centro coordinador con la persona que ha alertado para recabar nueva información. Para ello, el número de teléfono quedará automáticamente grabado en el centro coordinador.
- **¿Dónde se encuentra la persona que está alertando?** Hay que saber si la llamada se está produciendo desde el propio lugar del accidente (información directa y de primera mano) o desde otro lugar (información indirecta).
- **¿Qué sucede?** Mediante esta pregunta se intenta determinar el tipo de accidente, que puede ser de diversos tipos (accidentes de tráfico, accidentes ferroviarios, explosiones, incendios, atentados terroristas, derrumbes de edificios, etc.).

- **¿Dónde ha ocurrido el accidente?** Hay que tratar de determinar el lugar exacto donde ha ocurrido el accidente con el fin de dirigir hacia allí los recursos necesarios. Cuando el accidente tenga lugar en una autovía o vía, es necesario solicitar información sobre el punto kilométrico en el que ha sucedido, confirmar la dirección y el sentido de la vía donde se ha producido (con el fin de que los recursos movilizados accedan hasta el lugar del accidente en el mismo sentido de la circulación), el número aproximado de víctimas, si la vía ha quedado interrumpida, si se ha avisado a otras autoridades, etc. Toda esta información será proporcionada por el Centro de Coordinación de Emergencias a los conductores de ambulancias antes de que estos lleguen hasta el lugar del accidente con el fin de que puedan calcular el trayecto más adecuado y evitar pérdidas de tiempo innecesarias.
- **¿Existen otros peligros añadidos?** Se debe preguntar si existen vehículos incendiados, si el vehículo implicado está en lugar seguro, si hay cableado eléctrico o si se ha producido vertido de sustancias tóxicas, entre otras cosas. Puede ocurrir que el accidente haya generado nuevos peligros potenciales capaces de generar víctimas adicionales si no se conocen y controlan de forma adecuada.
- **¿Cuál es el número aproximado de víctimas? ¿Cuál es el estado de las mismas?** El Centro de Coordinación de Emergencias debe intentar obtener a través del interrogatorio información sobre el número aproximado de víctimas y sobre la gravedad de las mismas. Con dicho fin, se realizan preguntas para determinar si las víctimas están atrapadas, si han sido capaces de salir de los vehículos por sí mismas y pueden caminar, si están conscientes, si tienen dificultad para respirar, si hay fallecidos, si las víctimas son adultos o si se trata de niños, si hay ancianos o mujeres gestantes, etc.

De todas estas preguntas, las más relevantes que deben realizarse por parte del Centro de Coordinación de Emergencias a la persona que realiza la llamada son: ¿qué sucede?, ¿dónde ha sido el accidente? y ¿cuántas víctimas hay?

## Recuerde

El Centro de Coordinación de Emergencias constituye la puerta de entrada del usuario al sistema de atención de urgencias y emergencias en el ámbito autonómico. Es el encargado de gestionar las emergencias sanitarias de una determinada región.

## Actividades

5. ¿Podría realizarse desde el Centro de Coordinación de Emergencias alguna pregunta más, aparte de las vistas anteriormente, con el fin de conseguir información sobre un accidente?
6. Si se fuera testigo de un accidente de tráfico con múltiples víctimas, ¿a qué número de teléfono de emergencias se debería llamar y qué información se aportaría?

Como se ha visto a lo largo de este epígrafe, la información que la persona que alerta sobre un accidente proporciona al Centro de Coordinación de Emergencias es fundamental para dirigir hacia el lugar del accidente los recursos, tanto humanos como materiales, más apropiados. Esta es la razón por la que es fundamental realizar campañas de información sanitaria entre la población para dar a conocer los siguientes aspectos:

- Cómo se debe realizar una llamada de auxilio al Centro de Coordinación de Emergencias.
- Cómo trabaja el Centro de Coordinación de Emergencias.
- Cómo es el interrogatorio que realizan los teleoperadores (el cual puede parecer rápido debido a su objetivo: obtener la información fundamental para los servicios de emergencias).

 **Nota**

La población debe saber que todas las preguntas que se realizan desde el Centro de Coordinación de Emergencias son necesarias y tienen su utilidad.

Es importante que la población conozca que en muchas ocasiones los recursos necesarios son activados por el Centro de Coordinación de Emergencias mucho antes de que finalice el interrogatorio con la persona que solicita auxilio. De ahí que sea fundamental que la persona que realiza la llamada mantenga la tranquilidad en todo momento.

El centro coordinador, además de la recogida de datos sobre el accidente, puede cumplir también funciones complementarias de ayuda tranquilizando a la persona que solicita auxilio y a las víctimas. De este modo, los afectados soportan mejor el tiempo de espera hasta la llegada de los servicios de emergencia. Además, las recomendaciones e instrucciones que se faciliten desde el Centro de Coordinación de Emergencias deben ser siempre seguidas por la población.

Hay que indicar que nunca se debe cortar o dar por finalizada la comunicación con el centro coordinador mientras este no lo indique. Lo correcto es que primero cuelgue el teléfono el centro coordinador y que posteriormente lo haga la persona que llama alertando sobre un siniestro.

Sin embargo, el procedimiento de recogida de datos no termina una vez finalizada la llamada telefónica con la persona que solicita ayuda. El proceso continúa cuando llega hasta el lugar del accidente alguno de los equipos de emergencias intervinientes, pues este proporcionará una información más completa, veraz y profesional sobre lo sucedido. Esta información se transmite mediante comunicación interna (radio, móvil, etc.). La primera unidad que accede al lugar del accidente debe informar al Centro de Coordinación de Emergencias de la situación y de todos los aspectos de interés incluso antes de que sus miembros se apeen del vehículo. No obstante, la primera llamada de auxilio debe ser ya suficiente para que el Centro de Coordinación de Emergencias pueda evaluar lo ocurrido, catalogarlo como accidente con múltiples víctimas y proceder entonces a la activación de los recursos necesarios.

Por último, el Centro de Coordinación de Emergencias debe recabar información sobre los recursos en el área del accidente y su disponibilidad, sobre las principales rutas de acceso hasta el lugar, sobre la necesidad de activación de refuerzos, etc. En cualquier caso, debe mantener la comunicación con los equipos de rescate durante todo el procedimiento.

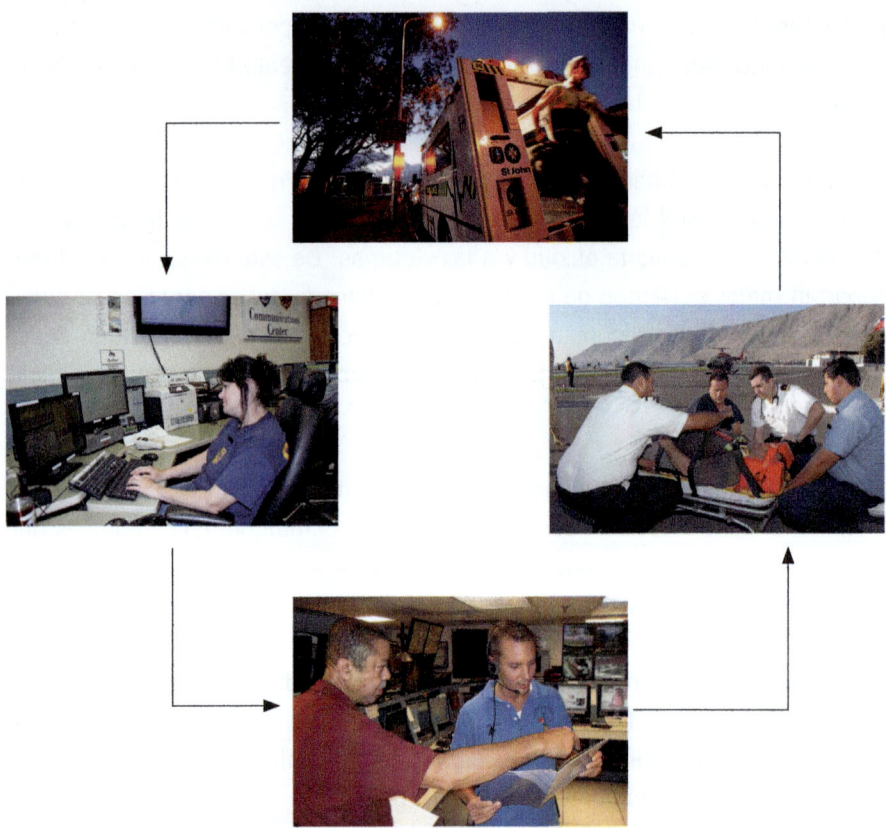

*Proceso de atención a una llamada por parte del Centro de Coordinación de Emergencias*

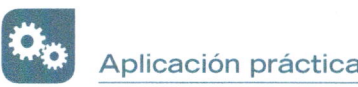

## Aplicación práctica

Durante su trabajo como teleoperador en el Centro de Coordinación de Emergencias, recibe usted una llamada telefónica alertando de un accidente de tráfico. Al otro lado del teléfono, el interlocutor se muestra muy nervioso y habla acaloradamente. En primer lugar, usted, como teleoperador, deberá usar un tono de voz fuerte para imponer su autoridad e indicarle al interlocutor que preste atención y siga sus indicaciones. A continuación, comenzará a realizarle un interrogatorio encaminado a recabar toda la información posible sobre el accidente. Para ello, utilizará preguntas abiertas encaminadas a obtener la mayor cantidad de información posible. Las preguntas fundamentales serán: ¿quién llama?, ¿desde qué número de teléfono?, ¿dónde se encuentra?, ¿qué sucede?, ¿dónde ha ocurrido el accidente?, ¿existen otros peligros añadidos?, ¿cuál es el número aproximado de víctimas? De todas estas preguntas, las de mayor interés para el Centro Coordinador de Emergencias serán ¿qué sucede?, ¿dónde ha sido el accidente? y ¿existen peligros añadidos para los equipos de asistencia? Finalmente, la conversación telefónica finalizará cuando la persona que dio la alerta cuelgue el teléfono.

**¿Cree que la actuación que se acaba de describir es la adecuada o piensa que se han cometido errores?**

### SOLUCIÓN

Los teleoperadores del Centro de Coordinación de Emergencias deben tener en cuenta, en primer lugar, que la persona que llama y alerta sobre un accidente o siniestro, generalmente, es una persona no entrenada en la transmisión de información y que, además, puede presentar un estado de nerviosismo importante. Por lo tanto, es necesario que los teleoperadores utilicen un tono de voz correcto en todo momento para tratar de tranquilizar al interlocutor en la medida de lo posible.

El teleoperador debe tratar de conseguir toda la información posible sobre el suceso sin obviar ningún dato importante. Por este motivo, el Centro de Coordinación de Emergencias debe tener perfectamente protocolizado todo el proceso de recogida de datos. Es necesario que el teleoperador evite realizar preguntas abiertas que puedan dar lugar a un amplio campo de respuestas y a información dispersa. Por ello, se utilizarán preguntas cerradas del tipo ¿cuántos heridos hay?, etc.

Las preguntas más relevantes que debe realizar el Centro de Coordinación de Emergencias a la persona que realiza la llamada son ¿qué sucede?, ¿dónde ha ocurrido el accidente? y ¿cuántas víctimas hay?

Continúa en página siguiente >>

<< Viene de página anterior

Nunca se dará por finalizada la comunicación con el centro coordinador mientras este no lo indique. Lo correcto es que primero cuelgue el teléfono el centro coordinador y que posteriormente lo haga la persona que llamó alertando del siniestro.

## 2.4. Información mínima necesaria a transmitir al equipo asistencial

Cuando se realiza una llamada de auxilio al Centro de Coordinación de Emergencias informando sobre un accidente o siniestro, dicho centro es el encargado de recabar la información necesaria sobre el suceso para transmitir todos los datos que puedan ser útiles y de interés a los equipos asistenciales.

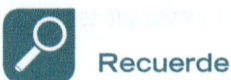

### Recuerde

También se puede distinguir una fase previa a la de alarma: la fase de alerta. Durante esta fase se informa a los equipos de emergencias de la posibilidad de que ocurra un siniestro para que estos estén preparados.

El Centro de Coordinación de Emergencias debe intentar que los equipos asistenciales tengan la mayor cantidad de información posible, ya que así se facilita la activación de los recursos necesarios y la preparación del material adecuado. Además, la información puede servir también para que los equipos asistenciales puedan controlar el accidente sin poner en peligro sus propias vidas.

Lo primero que debe explicar el Centro de Coordinación de Emergencias al equipo asistencial es el **tipo de accidente** que ha ocurrido. Hay que tener en cuenta que no es lo mismo un accidente de tráfico que un incendio o que el derrumbamiento de un edificio y que cada una de estas situaciones requiere recursos diferentes, tanto humanos como materiales. Pero, además, dicha información no solo sirve para que los equipos asistenciales preparen tanto el material como la medicación adecuados, sino que también hace posible que estos se preparen psicológicamente y que puedan anticiparse a la situación a la que van a enfrentarse. Con todo ello, se logran evitar pérdidas de tiempo innecesarias. También es necesario informar a los equipos asistenciales de la existencia de posibles **peligros añadidos** en el lugar del siniestro con el fin de tenerlos en cuenta a la hora de preparar los recursos disponibles y de afrontar el siniestro.

Entre la información mínima que el Centro de Coordinación de Emergencias debe transmitir a los equipos asistenciales está el **lugar exacto del siniestro** adonde deben dirigirse los equipos de rescate. Esta información es fundamental, ya que errores u omisiones en su transmisión pueden motivar pérdidas de tiempo que ponen en peligro la vida de las víctimas del accidente.

Además de saber dónde deben dirigirse, el Centro de Coordinación de Emergencias debe indicar a los equipos asistenciales **por dónde dirigirse hasta el lugar del accidente.** Hay que tener en cuenta circunstancias como el tráfico existente en la zona, puntos de aglomeración de tráfico en la ruta, el estado de la calzada y otras adversidades que pueden motivar que no siempre el camino más corto sea el que conlleve un acceso más rápido al lugar del accidente.

Otro aspecto fundamental que los equipos asistenciales deben conocer lo antes posible es el número de víctimas implicadas en el siniestro, así como otros aspectos relacionados con la posible gravedad de las mismas, el sexo, la edad de los implicados, etc.

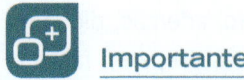

## Importante

Información mínima a transmitir al equipo asistencial:

1. Tipo de accidente (de tráfico, incendio, explosión, derrumbamiento, etc.) y peligros añadidos.
2. Lugar del siniestro y vías de acceso.
3. Número de personas implicadas, gravedad de las mismas, edades, sexo, etc.

## Actividades

7. Definir qué se entiende por equipo asistencial.
8. Se encuentra trabajando como teleoperador del Centro de Coordinación de Emergencias y recibe una llamada de auxilio. Su interlocutor le indica que ha sufrido un accidente de tráfico con el vehículo en el que viajaba junto a su familia y que está muy nervioso. Además de recabar información sobre el accidente, ¿qué tipo de mensajes podría transmitirle para tranquilizarlo mientras llegan los equipos de emergencias?

## 3. Fase de aproximación

La segunda fase de la actuación en la atención a múltiples víctimas es la **fase de aproximación** al lugar del accidente. El acceso al lugar del siniestro debe ser el camino más seguro, más rápido y más corto, siempre siguiendo este orden. Para ello, es fundamental la información proporcionada por el Centro de Coordinación de Emergencias a los equipos asistenciales.

## 3.1. La aproximación al lugar del siniestro

Tras elegir la ruta de acceso más idónea para acceder hasta el lugar del siniestro, los equipos móviles deben conseguir que se les facilite el acceso hasta dicho lugar. Para ello, se recurrirá al empleo de señales visuales y acústicas (sistemas de luces y sirenas instaladas en las unidades móviles) o bien a las Fuerzas de Seguridad del Estado para que realicen un adecuado control del tráfico y faciliten el acceso de los equipos móviles de emergencias.

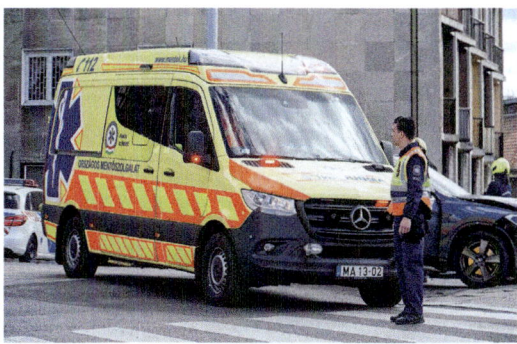

*Vehículo asistencial (ambulancia) (© csikiphoto / Shutterstock.com)*

Una vez que el primer equipo asistencial llegue hasta el lugar del siniestro, debe llevar a cabo las siguientes acciones:

- Realizar una evaluación inicial: esta comienza incluso antes de apearse de la unidad móvil y persigue los siguientes objetivos:

  - Valorar la envergadura y la naturaleza del accidente.
  - Confirmar los datos obtenidos por el Centro de Coordinación.
  - Determinar los peligros añadidos que puedan existir.
  - Inspeccionar el terreno para valorar los accesos al lugar, los peligros añadidos debido a la orografía y la vulnerabilidad ambiental.

- Señalizar la zona con el fin de garantizar la seguridad de las víctimas y de los equipos de rescate.
- Apagar el motor del vehículo o de los vehículos accidentados.

Hay que tener en cuenta que la mayoría de las lesiones en los miembros de los equipos de rescate y de asistencia sanitaria se deben a la omisión de una serie de sencillas medidas de autoprotección o de señalización que requieren poco tiempo para llevarse a cabo y que evitan accidentes añadidos.

Una vez realizada la evaluación inicial, el equipo asistencial tiene que proporcionar al Centro de Coordinación de Emergencias todos los datos obtenidos de la situación real y, si fuera preciso, ha de solicitar la movilización de recursos de apoyo.

En ocasiones, los equipos que llegan en primer lugar hasta la zona del siniestro no están entrenados para manejar situaciones de este tipo. Por esta razón, una vez que lleguen los equipos adecuados y entrenados para ello, estos tomarán el mando de las operaciones y procederán a la puesta en marcha de los protocolos establecidos, entre cuyos objetivos se encuentran:

- Establecer las medidas iniciales de seguridad.
- Facilitar el acceso preferente de posteriores unidades de apoyo.
- Realizar una clasificación básica inicial entre accidentados y no accidentados.
- Evitar evacuaciones incorrectas.

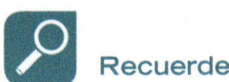

## Recuerde

El acceso al lugar del siniestro debe ser el camino más seguro, más rápido y más corto, siempre siguiendo este orden.

## 3.2. Normas generales para el estacionamiento del vehículo asistencial

El lugar de estacionamiento de los vehículos asistenciales en un siniestro va a depender de diversos factores, como el tráfico rodado, el tipo de calzada, las condiciones climatológicas, la visibilidad, etc. No obstante, independientemente del tipo de siniestro, hay una serie de normas generales que hay que tener en cuenta a la hora de proceder al estacionamiento:

- Como norma general, los vehículos asistenciales deben estacionarse separados del accidente a una distancia de, al menos, 25 m del lugar del siniestro, fuera de la calzada y en el arcén (con el fin de no obstaculizar el paso de otros vehículos de emergencia). La distancia de 25 m es la distancia aproximada en vías de circulación a 80 Km/h. Hay que aumentar esta distancia según la velocidad de la vía.
- El vehículo debe permanecer estacionado con todas las luces de emergencia, los sistemas rotativos o de destello y los faros encendidos con el fin de reforzar la presencia de los miembros del equipo y su seguridad. También se debe mantener siempre el motor en marcha.
- Hay que estacionar el vehículo asistencial de manera que quede garantizada la movilidad y la salida del mismo, para lo cual la puerta corredera debe quedar hacia el lado del accidentado. De este modo, también se facilita la carga del paciente. Además, el vehículo asistencial debe quedar estacionado con una inclinación adecuada para facilitar la extracción del material y la introducción del paciente de forma correcta, esto es, aproximadamente unos 30°.
- Se debe movilizar el material asistencial necesario, evitando así desplegar medios innecesarios. Además, los desplazamientos hacia la ambulancia se realizarán siempre en sentido contrario a la circulación, de manera que siempre se puedan ver los vehículos que circulan de frente.
- Si las condiciones climatológicas son adversas (lluvia, niebla, nieve, etc.) o si hay poca visibilidad (como ocurre en las horas nocturnas), se debe aumentar la distancia de estacionamiento a 50 m (el doble de lo habitual). Además, en caso de localizaciones con poca visibilidad, como, por ejemplo, curvas o cambios de rasante, los vehículos asistenciales se estacionarán al principio de las mismas con el fin de que otros conductores puedan detectarlos con tiempo suficiente para detener sus vehículos.
- En siniestros en los que participen varios vehículos asistenciales, estos deben colocarse de forma adecuada para evitar la interrupción de la evacuación de las víctimas.
- Los vehículos asistenciales de los diferentes equipos de rescate que participan en la atención del siniestro se colocarán de una forma preestablecida.

En primer lugar se situarán los equipos de extinción de incendios, a conti-nuación, los equipos sanitarios y, por último, los vehículos de los cuerpos de seguridad vial. No obstante, en el caso de accidentes de tráfico en calzadas de un solo sentido, los cuerpos de seguridad vial se situarán entre los equi-pos sanitarios y el tráfico, mientras que en el caso de vías de doble sentido, se colocará un vehículo entre el equipo sanitario y el tráfico y otro vehículo de seguridad vial después del accidente.

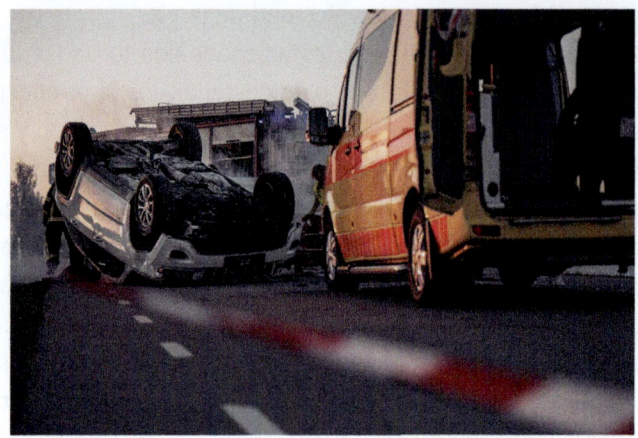

*Vehículos asistenciales estacionados en la calzada en un accidente*

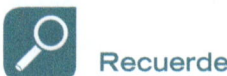

## Recuerde

Como norma general, los vehículos asistenciales deben estacionarse separados del ac-cidente a una distancia de, al menos, 25 m del lugar del siniestro, fuera de la calzada y en el arcén.

### Actividades

9. Imaginar que se trabaja como conductor de ambulancia y que se recibe un aviso del Centro de Coordinación de Emergencias informando de un accidente de tráfico en las afueras de la ciudad cuando se encuentra en pleno atasco en el centro de su localidad de trabajo a primera hora de la mañana. ¿Cómo se abriría paso entre el resto de vehículos?
10. Una vez superada la situación de la actividad anterior, se llega hasta el lugar del siniestro. El accidente ha tenido lugar en una curva de una vía de doble sentido. Las condiciones climatológicas son, además, muy adversas (está amaneciendo y hay niebla y lluvia débil). ¿Qué medidas se adoptarían a la hora de estacionar el vehículo asistencial?

## 3.3. Medidas de autoprotección del equipo asistencial

La autoprotección se define como la adopción de todas las medidas de seguridad, activas y pasivas, necesarias para proteger tanto la zona donde se ha producido el siniestro como a las víctimas y miembros de los equipos asistenciales. Estas medidas serán diferentes dependiendo del tipo de siniestro en el que se aplican, ya que, lógicamente, no pueden ser las mismas ante un accidente de tráfico que ante el derrumbe de un edificio.

Las medidas de autoprotección son muchas y variadas. Estas van desde la adecuada uniformidad y uso de **Equipos de Protección Individual (EPI)** por parte del equipo asistencial hasta el entrenamiento y el análisis de las principales situaciones de riesgo a las que deben enfrentarse en su práctica diaria.

### Elementos de seguridad activa y pasiva

Las medidas de autoprotección se clasifican en **medidas de seguridad activas y pasivas.**

La **seguridad activa** se define como el conjunto de mecanismos, dispositivos o acciones que disminuyen el riesgo de que ocurra un segundo accidente, como señales luminosas y auditivas (focos de iluminación, gálibos sonoros, triángulos reflectantes, etc.).

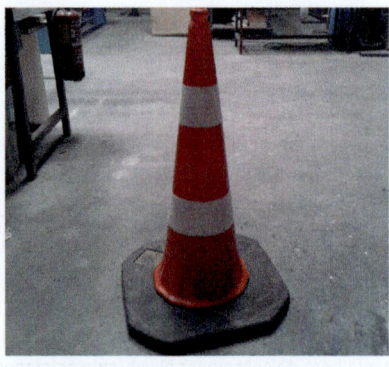
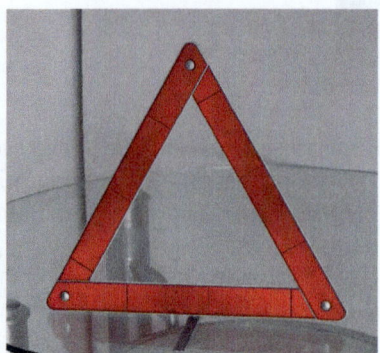

*Elementos de seguridad activa*

La **seguridad pasiva** se define como la adopción de medidas que tratan de disminuir los daños sobre las personas que se han visto implicadas en un accidente. Es el caso, por ejemplo, de los cinturones de seguridad de los vehículos o de los sistemas de airbags, que no evitan los accidentes, pero sí disminuyen sus consecuencias sobre las víctimas. Una adecuada uniformidad por parte de los equipos asistenciales forma parte también de las medidas de seguridad pasiva. Esto implica, por ejemplo, el uso de ropa con colores fluorescentes y bandas reflectantes (aunque estas constituyen un elemento de seguridad activa al prevenir posibles accidentes), cascos, calzado de seguridad, gafas de protección, guantes, etc.

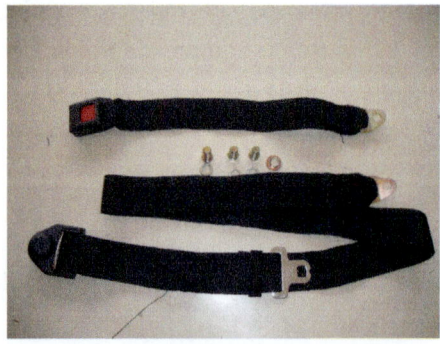

*Cinturón de seguridad (ejemplo de elemento de seguridad pasiva)*

**?** Sabía que...

El primer registro de utilización del cinturón de seguridad en un automóvil data de finales de la década de 1940, cuando el industrial Preston Tucker lo presentó en 1948 como una alternativa para solucionar las muertes por accidentes viales debidas a la ausencia de este elemento. Sin embargo, diversas trabas impuestas por los organismos reguladores llevarían el proyecto de Tucker al olvido hasta que la multinacional Ford presentó en 1956 el cinturón de seguridad como opción de equipamiento dentro de sus vehículos.

### Uniformidad y elementos de identificación de los miembros del equipo asistencial

Todos los miembros de los equipos asistenciales deben ir correctamente uniformados e identificados en el lugar del accidente.

Los **uniformes** deben ser de colores vivos y de tejidos resistentes y cómodos para que no dificulten la movilidad. Al mismo tiempo, deben estar dotados de bandas reflectantes.

Es fundamental la utilización de elementos que permitan la **identificación de los miembros del equipo asistencial,** de manera que, en el caso del equipo sanitario, quede claro quién es el médico, el enfermero y el técnico de transporte sanitario.

En el caso de que se actúe por iniciativa propia y de que no se vaya correctamente uniformado (como, por ejemplo, sucede cuando hay algún profesional implicado o cerca del lugar del accidente), es necesario identificarse de forma oportuna y apropiada.

Los objetivos que se persiguen con la uniformidad de los miembros del equipo asistencial en el lugar del accidente son varios:

- Garantizar la protección del personal asistencial ante posibles riesgos, por ejemplo, mediante el uso de cascos, gafas de protección, guantes, etc.

- La utilización de uniformes con colores vivos y llamativos permite una rápida identificación del personal sanitario en situaciones en las cuales va a confluir una gran cantidad de personas de distintas instituciones.
- Llevar ropa cómoda y un calzado adecuado facilita el desplazamiento por la zona del accidente.
- La uniformidad permite una buena comunicación con el entorno y facilita el control de la situación.

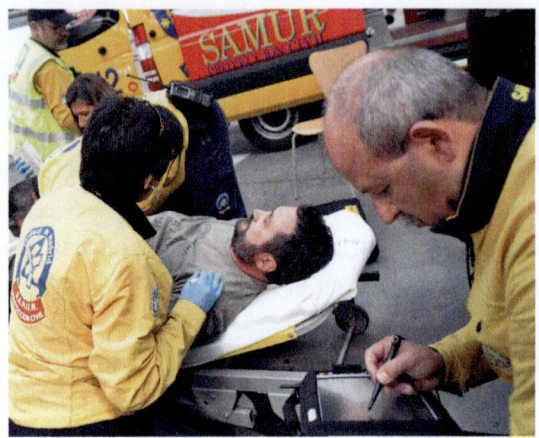

*Miembros de los equipos de asistencia correctamente uniformados*

### Equipos de Protección Individuales

Los Equipos de Protección Individuales (EPI) se definen en el Real Decreto 773/1997 como "cualquier equipo destinado a ser llevado o sujetado por el trabajador para le proteja de uno o varios riesgos que puedan amenazar su seguridad o su salud, así como cualquier complemento o accesorio destinado a tal fin".

Los EPI deben ser proporcionados a los miembros de los equipos asistenciales por parte de su empresa. Es obligación de todo el personal asistencial conocer los diferentes elementos del mismo, así como su uso en diferentes circunstancias laborales. El profesional será, además, responsable de su cuidado, limpieza tras su uso y almacenaje en un lugar adecuado, así como de informar a sus responsables superiores de los daños que presente.

En España los EPI se clasifican en tres categorías de menor a mayor riesgo, para el cual protege el equipo:

- **EPI categoría I:** los EPI de categoría I proporcionan una protección básica y efectiva en entornos laborales con riesgos leves y generales. Su diseño permite ofrecer al usuario una seguridad y comodidad adecuadas para el desempeño de actividades que, en general, no conllevan riesgos graves pero pueden derivar lesiones o molestias menores. Dentro de esta categoría se incluyen elementos de protección tales como guantes resistentes a cortes ligeros, cascos ligeros, gafas de sol, calzado de seguridad, ropa de protección de uso doméstico.

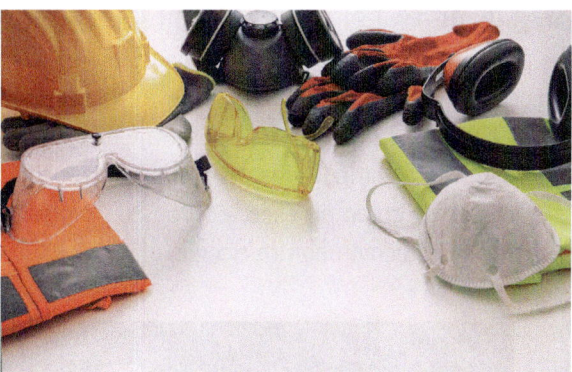

EPI categoría I

- **EPI categoría II:** los EPI de categoría II ofrecen un nivel de protección intermedio, más avanzado y específico que los de categoría I, permitiendo afrontar riesgos moderados o específicos en el lugar de trabajo que pueden llegar a causar lesiones graves o incluso la muerte. Ejemplos son los cascos de seguridad, gafas o pantallas faciales que protejan la cara los ojos total o parcialmente, protectores auditivos, guantes resistentes al calor, mascarillas, etc.

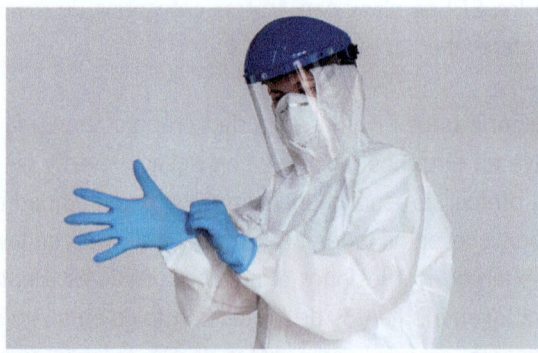

*EPI categoría II*

- **EPI categoría III:** los EPI de categoría III son lo que ofrecen un mayor nivel de protección siendo utilizados en situaciones en las que existe un riesgo mortal o riegos que pueden conllevar daños irreversibles para los trabajadores. En este nivel se incluirán trajes de protección contra sustancias peligrosas o temperaturas extremas, dispositivos de protección contra caídas tales como arneses, equipos de protección respiratoria o dispositivos de protección contra riesgos eléctricos.

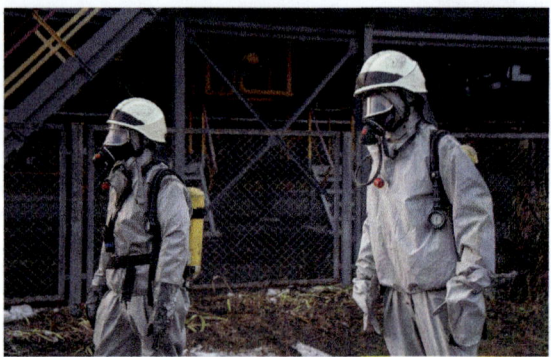

*EPI categoría III*

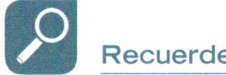

## Recuerde

Es obligación de todo el personal asistencial conocer los diferentes elementos de protección individual, así como su uso en diferentes circunstancias laborales. El personal será, además, responsable de su cuidado, limpieza tras cada uso y almacenaje en un lugar adecuado, así como de informar a sus responsables superiores de los daños detectados.

## Actividades

11. Definir qué son la seguridad activa y la seguridad pasiva.
12. Indicar otros elementos de protección individual aparte de los citados anteriormente.

### Análisis de las principales situaciones de riesgo para los equipos de intervención

Como se ha visto a lo largo de este capítulo, los accidentes con múltiples víctimas pueden ser de muy distinta naturaleza y, por lo tanto, conllevar riesgos de diverso tipo para los miembros de los equipos asistenciales. Esta es la razón por la que es de gran utilidad conocer cuáles son las situaciones a las que más frecuentemente se enfrentan los equipos y analizar los riesgos que pueden derivarse de cada una de ellas.

También debe tenerse en cuenta que existen zonas geográficas que pueden estar especialmente expuestas a situaciones de riesgo, como, por ejemplo, áreas próximas a ríos que, por su especial orografía, sufran inundaciones frecuentes; áreas situadas en zonas de alto riesgo sísmico; o poblaciones ubicadas en las cercanías de centrales nucleares.

 **Nota**

La peligrosidad de una zona de riesgo depende de varios factores: los posibles riesgos, la infraestructura para hacerles frente y el número de habitantes de la zona. Si los recursos son escasos y la población es elevada, más vulnerable es esta y mayor es el riesgo de la zona.

Conocer todos estos aspectos es fundamental para prevenir catástrofes y para establecer protocolos de actuación.

Entre las principales situaciones de riesgo para los equipos de intervención, pueden citarse las siguientes:

- **Situaciones de riesgo de origen medioambiental:** inundaciones, nevadas, temporales de viento, seísmos, derrumbamientos. En estos casos, los equipos asistenciales se ven obligados a trabajar en lugares al aire libre, expuestos a temperaturas extremas, a lluvias, al granizo, etc. Por este motivo, se recomienda la utilización de medidas de protección individual como gorros, ropa impermeable, botas de seguridad, etc. Además, el técnico de transporte sanitario debe extremar la precaución en los desplazamientos que se realicen en estas circunstancias.

  Este tipo de situaciones suele conllevar un grave deterioro de las vías de comunicación y de las redes eléctricas y telefónicas, así como cuantiosos daños, tanto materiales como humanos. Los cortes de carreteras y el aislamiento de grupos o poblaciones son, por tanto, frecuentes en este contexto.

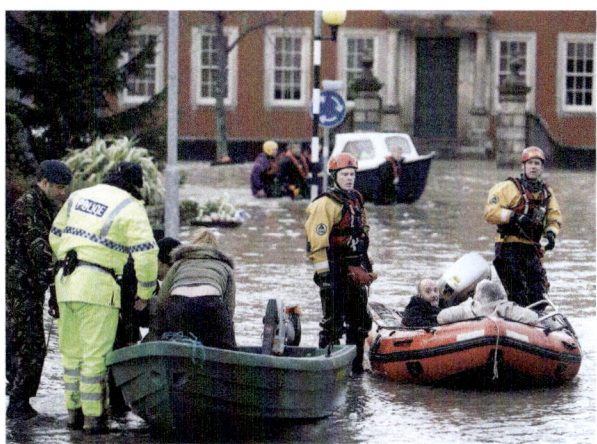

*Equipos de rescate en una inundación*

- **Situaciones de riesgo de origen tecnológico:** se trata de situaciones derivadas de la acción del ser humano que suelen deberse a la fabricación y almacenamiento de productos químicos y al transporte de sustancias tóxicas y peligrosas. Ejemplos de estas situaciones son los accidentes de tráfico de camiones cisterna que transportan sustancias peligrosas o los vertidos de gasolina de los vehículos accidentados.

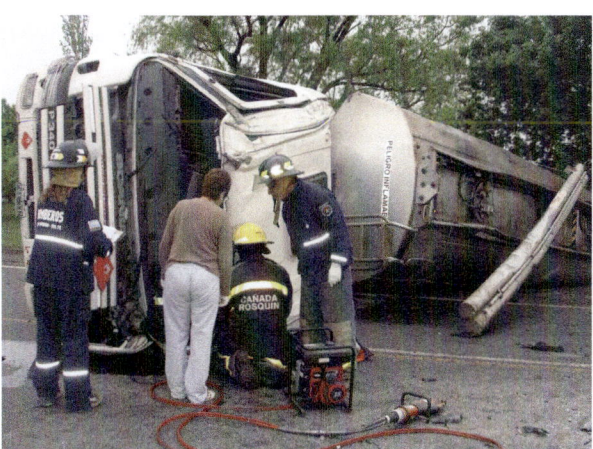

*Tareas de rescate en el accidente de un camión cisterna*

- **Situaciones de riesgo biológico:** como pinchazos accidentales derivados de las difíciles condiciones de trabajo en las que los equipos asistenciales tienen que desarrollar su actividad.
- **Agresiones:** la situación de nerviosismo que suele generarse en accidentes con múltiples víctimas puede ocasionar agresiones, tanto físicas como verbales, hacia los miembros de los equipos asistenciales. La mala colocación del material dentro del vehículo asistencial y los desplazamientos inadecuados de dicho material también pueden causar daños físicos al personal del equipo asistencial.

 Actividades

13. Citar cuáles son los principales riesgos a los que pueden enfrentarse los equipos asistenciales tras una catástrofe natural, concretamente, tras un terremoto.
14. Tratándose del caso expuesto en la actividad anterior, ¿qué medidas de seguridad habría que adoptar?

## 4. Fase de control

La tercera de las fases que se distinguen en la atención a múltiples víctimas es la **fase de control.** Los objetivos que se persiguen en esta fase son el control del escenario en el que se ha producido el accidente, el de las actuaciones de los diferentes equipos de rescate implicados y el del flujo de vehículos en dicho escenario.

### 4.1. El control del escenario y la valoración inicial del incidente

En una emergencia, el escenario se define como aquella zona geográfica donde ha ocurrido el accidente, la cual se caracteriza por el caos y el descontrol inicial: vehículos accidentados (en ocasiones, en llamas), víctimas, testigos, bomberos, miembros de los Cuerpos de Seguridad del Estado, personal sanitario, voluntarios, etc. Todo ello en un ambiente muy tenso que, sobre todo en los primeros momentos, resulta muy cambiante.

En esta fase de control, en primer lugar, se tratará de controlar la escena del accidente. El primer equipo que llegue hasta el lugar del siniestro es el encargado y el responsable del control de la zona, para lo cual se procederá a la correcta señalización y balizamiento del lugar del accidente. Con esto, se pretende acotar la zona y proporcionar un área segura de trabajo para los diferentes intervinientes en el suceso, evitando así riesgos posteriores. Además, de esta forma se logra también regular el acceso de espectadores y el flujo de vehículos a la zona. Uno de los objetivos que se persiguen con el control del escenario del accidente es su evaluación, es decir, la búsqueda de riesgos añadidos y la valoración del número y gravedad de las víctimas, datos que deben transmitirse al Centro de Coordinación de Emergencias por si fuera necesaria la activación de recursos adicionales.

## 4.2. Objetivos

Como su propio nombre indica, con la fase de control se trata de controlar el escenario del accidente con el fin de asegurar la zona del siniestro, evitando así nuevos incidentes y facilitando la actividad de los miembros de los equipos de rescate. Para controlar el escenario es necesario cumplir los siguientes objetivos:

- Identificar la naturaleza del accidente y los elementos implicados.
- Evaluar el número de víctimas y la situación y gravedad de las mismas.
- Evitar riesgos adicionales para las víctimas y los equipos de rescate, para lo cual se llevarán a cabo las siguientes tareas:

  - La correcta señalización del lugar del accidente.
  - Inspeccionar el terreno para evaluar los posibles accesos hasta el lugar del siniestro y para evitar peligros añadidos (por ejemplo, se debe desconectar el contacto de los vehículos accidentados).
  - Controlar el flujo de vehículos hasta la zona.

■ Toda la información debe transmitirse al Centro de Coordinación de Emergencias con el fin de que este active nuevos recursos para poder controlar adecuadamente la situación.

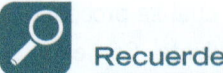

### Recuerde

En la fase de control, los objetivos que se persiguen son el control del escenario en el que se ha producido el accidente, el de las actuaciones de los diferentes equipos de rescate implicados y el del flujo de vehículos en dicho escenario.

## 5. El balizamiento y la señalización

En el momento de proceder al control del escenario del accidente, las primeras actividades son la señalización del lugar del accidente y el balizamiento.

### 5.1. Objetivos

Los objetivos que se persiguen con el balizamiento y la señalización del escenario del accidente son:

■ Delimitar el escenario del accidente, garantizando así la seguridad tanto de las víctimas como de los equipos de rescate y evitando nuevos accidentes y daños mayores.
■ Subdividir la zona del siniestro en diferentes sectores.
■ Regular el flujo de espectadores y vehículos en la zona del siniestro y facilitar la entrada a los equipos de rescate mediante el balizamiento y la señalización.

## 5.2. Procedimientos: cintas, conos y cartelizaciones

Para la señalización y el balizamiento del escenario del siniestro se va a disponer fundamentalmente de cuatro dispositivos:

- **Triángulos reflectantes:** para señalizar el lugar del accidente se emplean triángulos reflectantes homologados. Se trata de triángulos equiláteros de entre 55 y 65 cm de lado, cuyo interior es hueco y cuya altura no debe exceder de los 30 cm contando con la base. Los triángulos reflectantes se deben situar a una distancia mínima de 50 m y deben ser visibles desde una distancia mínima de 100 m para los conductores que se aproximen hacia el accidente. Si el accidente se encuentra en una curva, el triángulo debe colocarse al principio de la misma. En vías de un solo sentido se coloca un solo triángulo, mientras que en vías de doble sentido se sitúan dos triángulos, uno en cada sentido de la circulación.

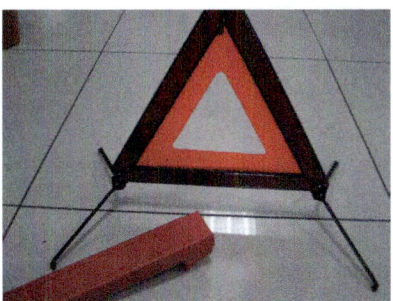

*Triángulo reflectante homologado*

- **Luces de emergencia:** son dispositivos portátiles, normalmente con focos de xenón o luces intermitentes amarillas o anaranjadas, que pueden ser individuales o ir dispuestas en guirnaldas y que facilitan la delimitación del escenario del siniestro. También pueden utilizarse las señales luminosas de la ambulancia e incluso las acústicas con el fin de delimitar el escenario, sobre todo, en caso de condiciones climatológicas adversas y escasa visibilidad, como, por ejemplo, con lluvia o niebla. En circunstancias de escasa visibilidad también es necesario que el personal de los equipos asistenciales vaya provisto de luces de búsqueda y de linternas de cabeza, las cuales pueden acoplarse a los cascos dejando las manos libres.

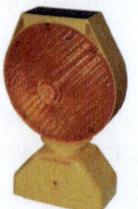

*Luz de emergencia*

- **Cintas perimetrales de balizamiento:** se trata de cintas, generalmente de plástico, de dos colores y de grosor variable, que se utilizan para acordonar la zona del siniestro.

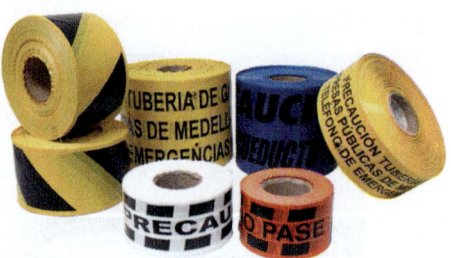

*Cintas perimetrales de balizamiento*

- **Conos:** son elementos reflectantes de forma cónica, de color rojo o naranja, que pueden presentar o no bandas reflectantes. Los hay de múltiples tamaños y pueden ir provistos de una luz en su parte superior.

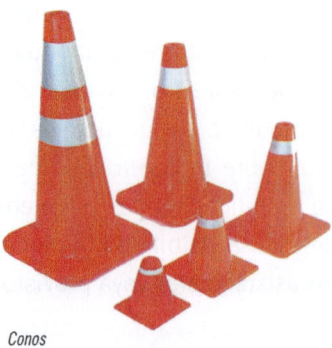

*Conos*

Una vez controlado el escenario del accidente, se comienza con la denominada **sectorización,** que consiste en delimitar dentro del escenario tres sectores o áreas: el **área de salvamento,** el **área de socorro** y el **área de base.** Cada una de ellas tiene una función clara y definida en el proceso de rescate, triaje y evacuación de las víctimas. Para la delimitación de estos sectores, se recurre a diferentes elementos de señalización y balizamiento, como: conos reflectantes, luces de emergencia o banderas de triaje.

Por último, en el proceso de señalización y balizamiento del escenario del accidente se procede a la **cartelización del lugar del siniestro,** que consiste en la colocación de carteles para indicar aspectos como la zona de triaje, el área de evacuación o la zona de estacionamiento de las ambulancias.

## Recuerde

Los triángulos reflectantes deben situarse a una distancia mínima de 50 m y deben ser visibles desde una distancia mínima de 100 m para los conductores que se aproximen hacia el accidente. Si el accidente se encuentra en una curva, el triángulo debe colocarse al principio de la misma. En vías de un solo sentido se coloca un solo triángulo, mientras que en vías de doble sentido se sitúan dos triángulos, uno en cada sentido de la circulación.

## Actividades

15. Un equipo asistencial acaba de llegar hasta el escenario de un accidente de tráfico. ¿Cómo debe proceder a la señalización y balizamiento del escenario del siniestro?
16. Definir qué es el escenario del siniestro.

## 6. Evaluación inicial del escenario. Valoración de los riesgos

Ante un accidente, el primero de los equipos asistenciales que llegue hasta el escenario es el encargado de realizar una primera evaluación y valoración de los riesgos existentes.

Lo primero que debe hacerse en la evaluación inicial del escenario es identificar la naturaleza y el tipo de accidente. Acto seguido, se determina el número de víctimas implicadas y la gravedad de las mismas, así como su situación en el lugar del siniestro. También deben valorarse los riesgos añadidos y, a continuación, se delimita el escenario para controlar el flujo de vehículos y determinar zonas seguras para la asistencia y la evacuación de las víctimas.

Dentro de esta evaluación inicial del accidente, es fundamental, como se ha indicado anteriormente, la valoración de los riesgos. Hay que tener en cuenta que estos riesgos varían dependiendo de la naturaleza del accidente.

Por ejemplo, en caso de derrumbamientos y de accidentes en espacios cerrados, los equipos asistenciales deben adoptar medidas de seguridad encaminadas a evitar nuevos derrumbes y utilizar herramientas adecuadas para forzar puertas y ventanas y para retirar escombros. Además, en un caso así, han de ir provistos de medidas de autoprotección contra adversidades habituales en este tipo de accidentes, como humo, una escasa iluminación o la caída de fragmentos. En cuanto a las víctimas de esta clase de accidentes, deberá prestarse especial atención a los problemas de ventilación, a las reacciones de pánico e histeria y al control de su estado hemodinámico, entre otras cosas.

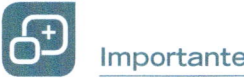

## Importante

El primero de los equipos asistenciales que llegue hasta el escenario del accidente es el encargado de realizar una primera evaluación y valoración de los riesgos existentes. En esa evaluación inicial tratará de identificar la naturaleza y tipo de accidente, el número y gravedad de las víctimas y su situación en el lugar del siniestro. Además, deberá realizar una valoración de los riesgos añadidos existentes tanto para los accidentados como para los miembros de los equipos asistenciales.

## 7. Transmisión de la información al Centro de Coordinación de Urgencia

Ante un accidente con múltiples víctimas se van a activar diferentes sistemas de emergencias, como el Cuerpo de Bomberos, los Cuerpos de Seguridad del Estado, Protección Civil, el personal sanitario, etc. La coordinación de todos estos equipos asistenciales es tarea del Centro de Coordinación de Emergencias.

Como se ha visto anteriormente, es fundamental que el primero de los equipos asistenciales que llegue al lugar del siniestro (ya sean bomberos, policías o sanitarios) realice una primera y rápida evaluación del accidente y una valoración de los riesgos. Tras esto, deben contactar de forma inmediata y continuada con el Centro de Coordinación de Emergencias para comunicar todos los aspectos de interés sobre el accidente. A estas comunicaciones se las denomina **transmisiones** y pueden realizarse por diversos medios. Entre otros, se emplea el teléfono, la radio y comunicaciones vía satélite. Es fundamental que todo el personal implicado conozca los códigos de comunicación utilizados y el procedimiento de transmisión de la información.

Los aspectos básicos que los equipos asistenciales deben transmitir de forma inmediata al Centro de Coordinación son los siguientes:

- La **localización exacta del lugar del accidente,** ya que esta puede variar de la proporcionada inicialmente por la persona que alertó al Centro de

Coordinación como consecuencia del nerviosismo o del desconocimiento de la geografía de la zona.

- Las **características de la ruta elegida para el desplazamiento del equipo asistencial hasta el lugar del accidente,** como la densidad del tráfico, el estado de la calzada, los peligros añadidos, etc. con el fin de facilitar estos datos a los posibles refuerzos.

- El **número aproximado de víctimas y la gravedad de las mismas.** De esta manera, el Centro de Coordinación podrá conocer la envergadura real del siniestro y valorar si es necesario enviar otros equipos asistenciales de apoyo. En caso de víctimas atrapadas, hay que especificar dicha situación e informar de su número al Centro de Coordinación con el fin de movilizar equipos apropiados para proceder a su extricación.

- Los **peligros añadidos de la zona y los riesgos** tanto para las víctimas como para los equipos asistenciales. De este modo, pueden adoptarse las medidas apropiadas para garantizar la seguridad.

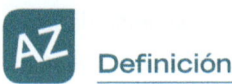

Definición

**Extricación**
El término extricación es un tecnicismo de la asistencia sanitaria de emergencia toma do del inglés *to extricate.* Se emplea para referirse a la extracción e inmovilización de accidentados que han quedado atrapados.

## 8. El control de los primeros intervinientes

Los primeros intervinientes que lleguen hasta el lugar del accidente deben realizar una serie de tareas de control del escenario que son prioritarias para evitar complicaciones posteriores.

En primer lugar, han de realizar una **valoración inicial del accidente** y **contactar de forma inmediata con el Centro Coordinador** para informar sobre la naturaleza del accidente, el número y la gravedad de las víctimas, los vehículos implicados, etc. En base a esta información, el Centro de Coordinación procederá a activar los equipos asistenciales necesarios para el control de la situación.

A continuación, el equipo asistencial debe **estacionar el vehículo** siguiendo las normas de seguridad establecidas en estos casos y proceder a la **señalización y el balizamiento** adecuados de la zona. Como norma general, el vehículo sanitario debe estacionarse manteniendo siempre el motor en marcha y con las luces de indicación de peligro y los sistemas rotativos o de destello encendidos para reforzar su visibilidad y la seguridad.

El siguiente paso es **el control de los testigos presenciales y de los espectadores,** indicándoles que se retiren de las zonas de riesgo hasta las zonas de seguridad. Una medida de gran utilidad para el control de estas personas puede ser proporcionarles una labor específica, como, por ejemplo, el cuidado de los accidentados leves.

En caso de accidentes de tráfico con vehículos a motor implicados, es imprescindible que se proceda al **apagado inmediato de los motores.**

Se debe realizar una primera tarea de búsqueda de posibles accidentados y de atención inicial de los mismos que incluirá la realización de los llamados **gestos salvadores.** Estos son maniobras clínicas que, de forma rápida y sencilla, pueden modificar de forma sustancial el pronóstico de algunas de las víctimas. Un ejemplo lo constituye la **maniobra frente-mentón** o la colocación de una cánula orofaríngea o **tubo de Guedel.** Estos gestos serán realizados a medida que se encuentran los heridos y pueden ser realizados no solo por personal sanitario, sino también por bomberos o por miembros de los equipos de rescate que atienden a los heridos. A continuación se explican las dos maniobras citadas:

- La **maniobra frente-mentón** es un gesto salvador encaminado a la apertura de la vía aérea y a la adecuada ventilación de la víctima que se utiliza ante pacientes inconscientes y en apnea. Se realiza apoyando una mano en la frente para inclinar la cabeza hacia atrás, mientras los dedos

índice y corazón (o cordial) de la otra mano se apoyan en el mentón para
elevar la barbilla.

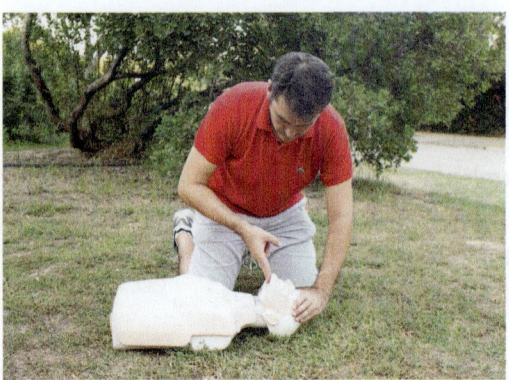

*Maniobra frente-mentón*

- La **cánula** o **tubo de Guedel** es un tubo rígido en forma de "S" que se
  adapta al paladar. Una vez dentro de la boca, permite liberar la vía aérea
  del paciente. Existen cinco tamaños numerados del 1 al 5 con longitu-
  des que oscilan entre 6 y 10 cm. Además, hay tres números especiales
  más pequeños que se enumeran como 0, 00 y 000. Se selecciona la
  cánula más apropiada para cada paciente, que es aquella cuya longitud sea similar a la distancia entre la comisura bucal y el inicio del
  pabellón auricular.

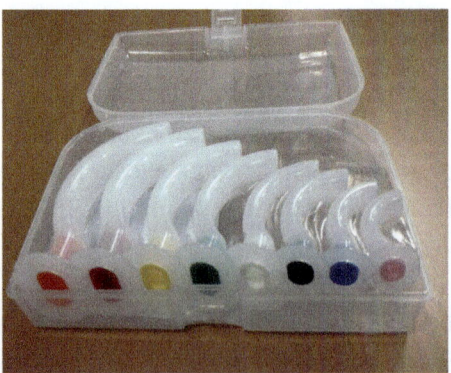

*Cánula o tubo de Guedel*

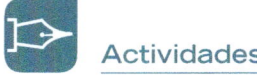

## Actividades

17. Citar los aspectos básicos que debe recoger la evaluación inicial que realiza el primero de los equipos asistenciales que llega al escenario de un accidente.
18. Proporcionar ejemplos de otros gestos salvadores que pueden poner en práctica los equipos asistenciales en la atención inicial de los accidentados.

A fin de conseguir una actuación adecuada de los equipos asistenciales en el escenario del accidente, se establecerán tres áreas. Estas se delimitarán mediante perímetros virtuales que permitirán dividir la zona del siniestro para organizar y proteger a los equipos intervinientes. Estas tres áreas son el **área de salvamento o de intervención**, el **área de socorro** y el **área de base**:

- El **área de salvamento o de intervención** corresponde a la zona siniestrada y suele ser el punto de mayor impacto y el más caótico. El objetivo fundamental en esta área es la búsqueda y el rescate de las víctimas. Se trata de una zona llena de peligros, tanto para las víctimas del accidente como para los equipos asistenciales. Por esta razón, se aconseja el traslado de los heridos hasta un lugar seguro dentro del área de socorro, donde son agrupados para evitar la dispersión de los equipos y medios sanitarios.
- El **área de socorro** es el área inmediata a la de salvamento y es la zona donde se despliegan los equipos sanitarios y se producen las primeras atenciones. En el área de socorro se llevan a cabo diversas actuaciones, como la realización de gestos salvadores, el triaje de las víctimas, la realización de maniobras de soporte vital básico y avanzado, la estabilización del paciente y su preparación para el traslado prehospitalario.
- El **triaje** es una clasificación basada en criterios médicos que considera el pronóstico del paciente. Se trata de una medida imprescindible en accidentes con múltiples víctimas, donde los recursos materiales y médicos son limitados. Mediante el triaje se decide qué pacientes deben ser evacuados de forma inmediata, cuáles pueden esperar para ser trasladados y cuáles no tienen posibilidades de sobrevivir.

■ El **área de base** es la zona donde se organiza a los pacientes para su evacuación. En esta área se concentran los materiales y elementos asistenciales más pesados, además de ser en ella donde se despliega el **Puesto Médico Avanzado (PMA),** constituido por los responsables de los distintos servicios asistenciales implicados en la atención del accidente. Tan pronto como sea posible, se debe iniciar el transporte sanitario urgente evacuando a los heridos hacia el **centro sanitario útil** (que es aquel que garantiza la asistencia completa del lesionado) más próximo.

## Sabía que...

El centro útil es aquel hospital o centro asistencial cualificado para resolver una situación determinada. No suele coincidir con el hospital más próximo, sino con aquel en el que pueda tratarse un problema concreto.

Generalmente, los primeros equipos sanitarios en llegar hasta el lugar del accidente suelen ser los servicios de atención primaria de los puntos de población más próximos, los cuales no suelen estar entrenados en el tratamiento de emergencias complejas y pueden verse desbordados. Por ello, aunque sean los primeros en llegar hasta el escenario del accidente, deben ceder el control de la situación a otros equipos adecuadamente preparados a su llegada.

En caso de que exista en el escenario del siniestro más de un equipo asistencial, estos se repartirán por zonas con el fin de evitar solapamientos en su actuación.

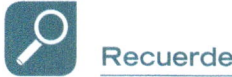

## Recuerde

El vehículo sanitario debe estacionarse manteniendo siempre el motor en marcha y con las luces de indicación de peligro y los sistemas rotativos o de destello encendidos para reforzar su visibilidad y la seguridad.

## 9. El control del flujo de vehículos

Ante un accidente con múltiples víctimas, una de las primeras actuaciones es la señalización de la zona del siniestro para evitar accidentes secundarios. Dado que a este tipo de siniestros va a llegar una gran cantidad de vehículos asistenciales de todo tipo, como ambulancias, camiones de bomberos, vehículos de Protección Civil o vehículos de los Cuerpos de Seguridad del Estado, entre otros, se hace imprescindible un **control del flujo de vehículos.** Este control tiene como fin establecer una mínima organización y planificación con el objetivo de lograr una eficaz labor de evacuación y transporte.

Para llevar a cabo el control del flujo de vehículos, deben seguirse las siguientes indicaciones:

- Establecer un lugar amplio, fácilmente accesible, visible y correctamente señalizado para recibir y estacionar todas las ambulancias. El Centro de Coordinación de Emergencias deberá informar al conductor del lugar en el que está ubicado el aparcamiento de ambulancias y hacia dónde debe dirigirse.
- El aparcamiento de las ambulancias debe estar controlado por un responsable perfectamente uniformado o, al menos, claramente identificado. Dicho responsable se ocupará de regular el tráfico y el estacionamiento de las ambulancias. Estas deben aparcar en batería y, en caso de que esto no sea posible por las características del lugar, en fila. Los conductores deben permanecer en todo momento cerca de los vehículos o dejar las llaves en su interior por si fuera necesario moverlos.

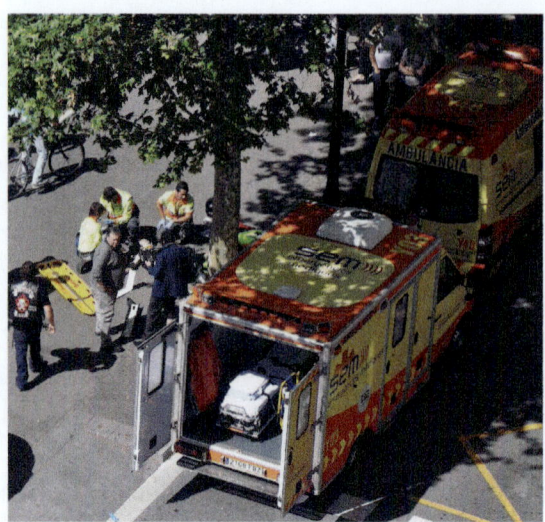

*Ambulancias estacionadas en fila en el lugar del accidente*

■ Las ambulancias deben ser adecuadamente clasificadas en función de sus posibilidades asistenciales. De acuerdo con este criterio, pueden distinguirse varios tipos de ambulancias:

▮ **Ambulancias convencionales:** son aquellas destinadas al transporte individual de personas que, según criterios médicos, precisen de transporte. Van provistas de un botiquín normalizado, de material de soporte vital básico y de una reserva de oxígeno.

▮ **Ambulancias colectivas:** están acondicionadas para el transporte conjunto de pacientes que no padecen enfermedad contagiosa y cuyo traslado no tiene carácter urgente.

▮ **Ambulancias asistenciales:** han sido adaptadas para permitir determinadas medidas asistenciales en ruta, especialmente maniobras de reanimación, así como de sostenimiento y control de las funciones vitales. Dentro de ellas, se distinguen, a su vez, la **ambulancia asistencial medicalizable,** que es aquellas que, por sus características técnicas, puede ser fácilmente equipada para prestar asistencia sanitaria en ruta por parte de personal sanitario cualificado; y la **ambulancia asistencial medicalizada o UVI-móvil,** dotada de todo el material necesario para que un médico, un enfermero y un técnico-celador puedan prestar asistencia médica intensiva.

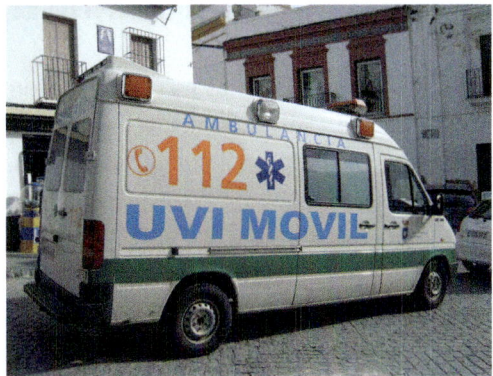

*Ambulancia asistencial medicalizada o UVI-móvil*

■ Si es posible, se deben establecer circuitos unidireccionales, es decir, que tengan un solo camino de acceso y otro de salida, con el fin de evitar atascos y maniobras de cambio de sentido.

■ Debe evitarse que acudan hasta el escenario del accidente vehículos asistenciales que no hayan sido solicitados.

■ El responsable del **puesto de carga de ambulancias** debe comprobar que cada paciente porte su ficha de traslado indicando el centro al que se debe evacuar al herido. A su vez, tiene que impedir la evacuación de los heridos por medios no autorizados. Además, es el encargado de comunicar al conductor de la ambulancia si debe regresar o no al lugar del siniestro. En caso de que deba volver, seguirá el circuito establecido hasta la zona de aparcamiento acordada.

 Actividades

19. ¿Cuáles son las principales características que debe reunir el aparcamiento de las ambulancias?
20. Indicar cuáles son las funciones del responsable del puesto de carga de ambulancias.

## 9.1. Aplicación práctica sobre el control del flujo de vehículos

El puesto de carga de ambulancias es la zona próxima al área de asistencia sanitaria y el lugar al que van a acceder las ambulancias para evacuar a los heridos previamente seleccionados. Esta área estará controlada por un responsable, que debe estar perfectamente identificado.

Se ha producido un accidente ferroviario. Un tren de pasajeros ha descarrilado y hay decenas de heridos. Se ha establecido un puesto de carga de ambulancias en el área de socorro y usted es la persona responsable de dicho puesto. Este está ubicado en un lugar amplio, fácilmente accesible y correctamente señalizado. Usted, como responsable del puesto de carga de ambulancias, se encarga de comunicar a los conductores la ubicación del mismo y la ruta de acceso. Además, procura que las ambulancias estacionen en fila y si esto no es posible, se ocupa de que aparquen en batería. Se asegura de que los conductores permanezcan en todo momento cerca de las ambulancias o de que dejen las llaves puestas por si fuera necesario moverlas. Con el fin de evitar atascos, establece usted circuitos para los vehículos, a ser posible, unidireccionales. Como responsable, se asegura de que cada paciente porte su ficha de traslado indicando el centro al que debe evacuarse. En caso de que sea necesario que la ambulancia regrese al lugar del siniestro, será el Centro de Coordinación de Emergencias el que se lo comunique al conductor. Una gran cantidad de heridos requiere evacuación, así que, como responsable del puesto de carga de ambulancias, permitirá el acceso hasta una zona de vehículos no autorizados para proceder a la evacuación.

¿Se ha cometido algún error en la actuación del responsable del puesto de carga de ambulancias que se acaba de relatar?

### Solución

Ante un accidente con múltiples víctimas, es correcto que se proceda a reunir todas las ambulancias en un punto establecido. Este debe ser de fácil acceso, bien visible y estar perfectamente señalizado. Al mismo tiempo, ha de estar controlado por un responsable perfectamente identificado. El responsable, sin embargo, no es el encargado de indicar la ubicación del aparcamiento de ambulancias ni la ruta de acceso (como se relata en la aplicación práctica), sino el Centro de Coordinación de Emergencias.

El responsable del puesto de carga de ambulancias debe procurar que las ambulancias estacionen en batería y, en caso de que esto no fuera posible, en fila. En el ejemplo se hace al revés.

El responsable del puesto de carga de ambulancias, efectivamente, debe asegurarse de que los conductores permanezcan en todo momento cerca de las ambulancias o de que dejen las llaves puestas por si fuera necesario moverlas.

Sí es correcto que deben establecerse circuitos, a ser posible, unidireccionales con el fin de evitar atascos.

También es correcto que el responsable del puesto de carga de ambulancias debe asegurarse de que cada paciente porte su ficha de traslado indicando el centro al que se debe evacuar al herido.

No es correcto que el Centro de Coordinación de Emergencias tenga que comunicar al conductor de la ambulancia si debe regresar o no al lugar del siniestro. Esta es tarea del responsable del puesto de carga de ambulancias.

El responsable del puesto de carga de ambulancias debe evitar que acudan hasta el escenario del accidente vehículos asistenciales que no hayan sido solicitados y debe impedir la evacuación de los heridos por medios no autorizados.

## 10. Resumen

Un accidente con múltiples víctimas es aquella situación en la que se presentan dos o más accidentados, como sucede en accidentes de tráfico con varios vehículos, en derrumbes de edificios, incendios, reyertas, etc.

En estas situaciones se distinguen tres fases de actuación: la fase de alarma, la de aproximación y la de control.

La fase de alarma inicia la puesta en marcha del sistema de emergencias. En ella, el Centro de Coordinación de Emergencias realiza el análisis y el tratamiento de la llamada de auxilio para determinar datos fundamentales, como el lugar del accidente, la naturaleza del mismo y el número y gravedad de las víctimas. Al mismo tiempo, procede a la activación y el desplazamiento de los recursos humanos y materiales necesarios para proporcionar una respuesta adecuada a la situación.

En la fase de aproximación al lugar del accidente se planifica una ruta hasta el escenario del siniestro (el camino más seguro, más rápido y más corto, siempre en este orden), se siguen las indicaciones del Centro de Coordinación de Emergencias y se determina dónde estacionar el vehículo asistencial. Una vez en el lugar del accidente, se realiza una valoración inicial del mismo, se determinan posibles peligros añadidos y se procede a la señalización de la zona para garantizar la seguridad.

En la fase de control, el objetivo es el control del escenario del siniestro. Para ello, se procede a la correcta señalización y balizamiento de la zona y a la creación de áreas específicas de actuación: el área de salvamento, la de socorro y la de base. En esta fase se llevan a cabo el control de los equipos de rescate y el del flujo de vehículos, para lo que es necesario el establecimiento de una zona de estacionamiento de vehículos asistenciales, la planificación de rutas unidireccionales de entrada y salida de ambulancias y la organización del trasporte de heridos a los centros hospitalarios.

Ejercicios de repaso y autoevaluación

1. **Señalar la respuesta correcta en relación con la fase de alarma de la atención a múltiples víctimas.**

   a. Es la segunda fase de la atención a múltiples víctimas.
   b. La activación de los sistemas de emergencia suele ser llevada a cabo por los cuerpos de seguridad (Guardia Civil, Policía Nacional, Policía Local,...).
   c. En esta fase se procederá al análisis y tratamiento de la llamada de auxilio.
   d. Todas las opciones son incorrectas.

2. **Seleccionar si las siguientes afirmaciones son verdaderas o falsas.**

   Es posible distinguir una fase previa a la de alarma denominada fase de alerta. Durante dicha fase, se informa al personal de emergencias de la posibilidad de que ocurra un determinado siniestro con el fin de que esté preparado para adaptarse a la situación.

   ☐ Verdadero
   ☐ Falso

   Desde el año 2008 existe un número unificado de emergencias, el 061, destinado a atender cualquier tipo de emergencia (no solo sanitaria) que pueda surgir.

   ☐ Verdadero
   ☐ Falso

3. **¿Cuál de estas afirmaciones referidas al Centro de Coordinación de Emergencias es incorrecta?**

   a. Constituye la puerta de entrada del usuario al sistema de atención de urgencias y emergencias.
   b. En España suele haber un Centro de Coordinación en cada comunidad autónoma.
   c. La llamada entrante al centro coordinador es atendida por un teleoperador que llevará a cabo un primer interrogatorio sobre la demanda asistencial.
   d. En el interrogatorio llevado a cabo por los teleoperadores del centro coordinador deben evitarse las preguntas cerradas.

4. **La información mínima que debe transmitir el Centro de Coordinación de Emergencias al equipo asistencial es:**

    a. El tipo de accidente que ha ocurrido.
    b. El lugar exacto del siniestro.
    c. El número de víctimas implicadas.
    d. Las vías de acceso hasta el lugar del siniestro.
    e. Todas las opciones son correctas.

5. **Relacione los siguientes elementos.**

    a. Triángulos reflectantes.
    b. Cinturón de seguridad.
    c. Gafas de protección.

    __ Elemento de protección individual.
    __ Seguridad activa.
    __ Seguridad pasiva.

6. **¿Cuál de las siguientes medidas de seguridad deben adoptarse en la escena de un accidente?**

    a. La ambulancia debe estacionarse en lugar seguro y visible.
    b. Los equipos asistenciales deben advertir de su presencia mediante el empleo de señales luminosas y acústicas de la ambulancia y mediante el correcto balizamiento de la zona del accidente.
    c. El equipo no bajará de la ambulancia hasta que esta se encuentre completamente detenida y haya realizado una rápida evaluación inicial del entorno.
    d. Todas las opciones son correctas.

7. **Como norma general, ¿a qué distancia deben estacionarse los vehículos asistenciales del lugar del accidente?**

    a. A 50 metros.
    b. A 150 metros.
    c. A 25 metros.
    d. A 100 metros.

8. **Seleccionar si las siguientes afirmaciones son verdaderas o falsas.**

El balizamiento y la señalización del lugar del siniestro tienen como objetivo delimitar el escenario del accidente y garantizar la seguridad tanto de las víctimas como de los miembros de los equipos rescate.

☐ Verdadero
☐ Falso

Para la señalización y el balizamiento del escenario del siniestro se va a disponer fundamentalmente de cuatro dispositivos: los triángulos reflectantes, las luces de emergencia, las cintas perimetrales y los conos.

☐ Verdadero
☐ Falso

9. **Señalar los aspectos fundamentales que los equipos asistenciales deben transmitirle de forma inmediata al Centro de Coordinación de Emergencias desde el escenario del accidente:**

a. La localización exacta del lugar del accidente.
b. Las características de la ruta elegida para el desplazamiento del equipo asistencial hasta el lugar del accidente.
c. El número aproximado de víctimas y la gravedad de las mismas.
d. Los peligros añadidos de la zona y los riesgos.

10. **Definir qué es un gesto salvador y enumerar, al menos, dos de ellos.**

_____
_____
_____
_____

**11. Señalar la respuesta correcta en relación con el control del flujo de vehículos en el escenario del accidente.**

    a. Las Fuerzas de Seguridad del Estado desplazadas hasta el lugar del accidente son las encargadas de comunicar a los conductores de los vehículos asistenciales del lugar donde está ubicado el aparcamiento de ambulancias y hasta donde deben dirigirse.

    b. Las ambulancias deben estacionarse en fila y, si esto no es posible, en batería.

    c. Ante un accidente con múltiples víctimas, todas las ambulancias disponibles deberán desplazarse hasta el escenario aunque no hayan sido solicitadas.

    d. El aparcamiento de las ambulancias debe establecerse en un lugar amplio, fácilmente accesible, visible y correctamente señalizado.

**12. Relacione los siguientes elementos.**

    a. Ambulancia asistencial.
    b. Ambulancia convencional.
    c. Ambulancia colectiva.

    __ Acondicionada para el transporte conjunto de pacientes que no padecen enfermedad contagiosa y cuyo traslado no tiene carácter urgente.
    __ Adaptada para permitir determinadas maniobras asistenciales en ruta.
    __ Destinada al trasporte individual de personas que, según criterios médicos, precisen de transporte.

**13. Definir seguridad activa y enumerar, al menos, tres elementos de seguridad activa.**

_____
_____
_____
_____

14. **Señalar la respuesta correcta en relación con las funciones del responsable del puesto de carga de ambulancias.**

    a. Procederá a reunir todas las ambulancias en un punto establecido a tal efecto. Este lugar deberá ser de fácil acceso, bien visible y estar perfectamente señalizado.
    b. Deberá asegurarse de que cada paciente porte su ficha de traslado indicando el centro al que se debe evacuar al herido.
    c. Comunicará al conductor de la ambulancia si debe regresar o no al lugar del accidente.
    d. Todas las opciones son correctas.

15. **Seleccionar si las siguientes afirmaciones son verdaderas o falsas.**

    Todos los miembros de los equipos asistenciales deben ir correctamente uniformados e identificados en el lugar del accidente.

    ☐ Verdadero
    ☐ Falso

    Los uniformes deben ser de colores vivos y de tejidos resistentes y cómodos para que no dificulten la movilidad. Al mismo tiempo, deben estar dotados de bandas reflectantes.

    ☐ Verdadero
    ☐ Falso

    En el caso de que no se vaya correctamente uniformado (como, por ejemplo, sucede cuando hay algún profesional implicado o cerca del lugar del accidente), no será necesario identificarse de forma oportuna y apropiada.

    ☐ Verdadero
    ☐ Falso

# Capítulo 2
# Organización de la atención sanitaria ante situaciones de emergencias colectivas

# Contenido

# 1. Introducción

Ante un accidente con múltiples víctimas se hace necesaria una buena organización de la asistencia sanitaria con el fin de poder afrontar la situación y prestar una atención adecuada. Para ello, se organiza el escenario del accidente en diferentes áreas de trabajo delimitadas por perímetros virtuales. Estas acotan la zona del siniestro, facilitan la organización de la atención sanitaria asignando áreas concretas a los diferentes equipos asistenciales y protegen tanto a las víctimas del accidente como a los equipos participantes en las labores de rescate, evitando que se corran riesgos innecesarios.

A lo largo del presente capítulo se explicará cómo se debe sectorizar el escenario del accidente en diferentes áreas (área de salvamento, área de socorro y área de base), cómo se realiza el despliegue organizativo (elección del lugar del despliegue, estructuras y material para cada área asistencial, etc.) y cómo debe organizarse el hospital para poder afrontar de forma adecuada la recepción masiva de heridos procedentes del accidente.

# 2. La organización de los espacios en catástrofes

Ante una catástrofe o accidente con múltiples víctimas, la adecuada organización de los espacios dentro del escenario del siniestro es un aspecto fundamental para garantizar una correcta atención de las víctimas. Esta organización tiene como fin delimitar adecuadamente la zona del siniestro y organizar y proteger tanto a las víctimas como a los equipos asistenciales.

Dentro de los espacios en que puede organizarse el escenario del accidente, hay tres fundamentales: el **área de salvamento,** el **área de socorro** y el **área de base.** No obstante, también es posible distinguir un primer espacio denominado **zona del impacto** para referirse al lugar donde se produce el accidente o catástrofe y a partir del cual se debe organizar el resto de sectores. Estas áreas o espacios organizativos se delimitan mediante perímetros virtuales y sirven para acotar el escenario del siniestro:

- El **área de salvamento** se corresponde con la zona siniestrada. El objetivo fundamental en el área de salvamento es la búsqueda, rescate y salvamento de las víctimas del siniestro, tareas que realizan los equipos de rescate (bomberos, Protección Civil, militares, etc.).
- El **área de socorro** es el área inmediata a la de salvamento. Es la zona donde se despliegan los servicios sanitarios para llevar a cabo su labor asistencial y donde se dan las primeras atenciones a los heridos.
- El **área de base** es la zona donde se organiza la recepción de las víctimas evacuadas procedentes del área de socorro y el lugar donde se ubican los recursos asistenciales más pesados.

En un accidente con múltiples víctimas, además de procederse a la organización de los espacios en el escenario del accidente, también se debe preparar una adecuada organización en los hospitales hacia los cuales se van a derivar a las víctimas con el fin de que sean capaces de afrontar la recepción masiva de heridos procedentes del siniestro. A la organización del medio hospitalario para un accidente con múltiples víctimas se la denomina **zonificación.** Esta puede afectar solo a una parte del hospital (por ejemplo, el servicio de urgencias) o, en situaciones de catástrofes con múltiples víctimas, a todo el centro hospitalario. La zonificación comprende las siguientes medidas:

- En primer lugar, debe despejarse el servicio de urgencias con el fin de disponer del mayor espacio libre posible. Para ello, debe informarse a aquellos pacientes que se encuentren en espera de ser atendidos que el hospital está inmerso en una situación de catástrofe y que, en consecuencia, la actuación del servicio de urgencias será diferente de la habitual.
- Se clasifica a los pacientes que estén en espera de ser atendidos mediante un sistema de triaje para catástrofes y no mediante el sistema de triaje propio del servicio de urgencias.
- Con el objeto de evacuar el servicio de urgencias, se puede solicitar ayuda a profesionales de otros servicios del hospital para que la evacuación sea lo más rápida posible y el servicio de urgencias esté despejado cuando las primeras víctimas de la catástrofe comiencen a llegar.

## Recuerde

Denominamos zonificación a la organización del medio hospitalario para hacer frente a un accidente con múltiples víctimas. La zonificación puede afectar solo a una parte del hospital o, en situaciones de gran envergadura, a todo el centro.

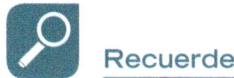

## Actividades

1. ¿Cuáles son las áreas en las que se puede organizar el escenario del accidente? ¿Qué actividades se desarrollan en cada una de ellas y quiénes las llevan a cabo?
2. Citar algunas de las medidas que deben adoptarse para la adecuada zonificación del hospital en un caso de accidente con múltiples víctimas.

## 3. La sectorización. Objetivos de la sectorización

La **sectorización** se define como el establecimiento de diferentes áreas asistenciales delimitadas por perímetros virtuales en la zona donde se ha producido la catástrofe (escenario, zona o área de catástrofe), cuyas funciones son acotar el escenario del siniestro, facilitar las labores asistenciales y procurar la seguridad tanto de las víctimas del suceso como de los equipos de rescate.

Ante una situación de catástrofe, lo habitual es que el escenario del accidente esté mal delimitado y que haya personas sanas y heridos entremezclados, testigos y curiosos, restos materiales del siniestro, equipos de rescate, fuerzas del orden, medios de comunicación, etc. Todo esto contribuye a incrementar la situación de caos y de desorden. Por ello, es necesaria una sectorización del escenario del siniestro.

La sectorización, además de una división física, es, sobre todo, una división funcional que sirve para parcelar el lugar del siniestro, organizar a los equipos, protegerlos y desplegar ordenadamente los recursos asistenciales requeridos para la situación. Los diferentes sectores deben quedar claramente señalizados e identificados mediante el empleo de una cartelería adecuada y perfectamente visible que permita a todos los profesionales implicados saber donde está cada lugar y, si es posible, también mediante cintas perimetrales.

## 3.1. Objetivos de la sectorización

Entre los objetivos que se pretenden alcanzar con la sectorización del escenario del accidente se encuentran:

- Delimitar el escenario del siniestro, impidiendo así la ampliación de la zona problemática. Para ello, se procede a la adecuada señalización y balizamiento del escenario. Además, se debe comprobar toda el área delimitada en busca de posibles víctimas.
- Controlar los riesgos añadidos que puedan existir tanto para las víctimas como para los equipos asistenciales.
- Permeabilizar los accesos al lugar afectado para facilitar el tránsito de los vehículos asistenciales y el despliegue de los recursos materiales y sanitarios precisos.
- Facilitar la colaboración y el trabajo coordinado de los diferentes equipos asistenciales implicados en las labores de rescate (bomberos, Protección Civil, policía, personal sanitario, etc.).
- Conseguir una adecuada y ordenada evacuación de las víctimas hacia los puntos asistenciales establecidos.
- Controlar y ordenar el flujo de espectadores y curiosos, procediendo a retirarlos del lugar del siniestro.
- Informar de la situación al Centro de Coordinación de Emergencias.

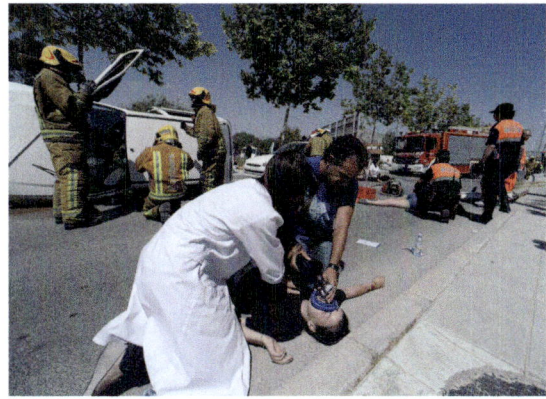

*Escenario de accidente con múltiples víctimas*

## 3.2. Principales problemas

La sectorización del escenario del accidente puede plantear diversos problemas en determinadas situaciones. Es necesario tenerlos en cuenta para poder solventarlos.

La localización geográfica del escenario del accidente puede suponer un problema a la hora de llevar a cabo la sectorización. Si la orografía es complicada, puede ser difícil encontrar áreas amplias y adecuadas para establecer los diferentes sectores, como, por ejemplo, el aparcamiento de ambulancias.

Puede ocurrir que el personal entrenado que forma parte de los equipos asistenciales sea insuficiente para llevar a cabo la sectorización.

## 3.3. Elementos que intervienen en la sectorización: actores y recursos

Como se ha visto anteriormente, la sectorización del escenario del accidente permite organizar el mismo en varios espacios o áreas asistenciales. Cada uno de estos sectores requiere unos actores o personas que realicen su labor en cada área, así como unos recursos materiales que variarán de un área a otra.

## Área de salvamento

El **área de salvamento** se corresponde con la zona siniestrada. Es el punto de mayor impacto y, a la vez, el más caótico. En general, en esta área desarrollan su labor los equipos de rescate, representados, principalmente, por los bomberos y por miembros de Protección Civil, entre otros, con lo que también es posible encontrar sus vehículos en esta zona. El resto de actores principales de esta área son los heridos.

## Área de socorro

El **área de socorro** es la zona inmediata a la de salvamento y es el lugar donde los equipos sanitarios llevan a cabo su labor asistencial y despliegan sus medios (nido de heridos, zona de triaje, hospitales de campaña, PMA, etc.). Además del personal sanitario, los actores de este sector serán los lesionados y sus familiares.

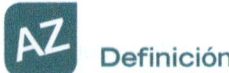

Definición

### Nido de heridos
Es un espacio seguro ubicado dentro del área de socorro hasta donde se trasladan los heridos procedentes del área de salvamento para agruparlos y para evitar la dispersión de los equipos y medios sanitarios, logrando así la optimización de los recursos disponibles.

## Área de base

El **área de base** es la zona donde se organiza la recepción de las víctimas evacuadas procedentes del área de socorro. Los actores son mucho más numerosos, puesto que se incluyen testigos y curiosos, miembros de los diferentes Cuerpos de Seguridad del Estado, integrantes del Puesto de Mando Avanzado (PMA), medios de comunicación, etc. En lo que respecta a los recursos en el área de base, además del PMA, también se sitúan allí las ambulancias.

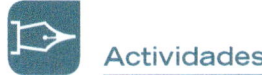

## Actividades

3. Definir qué es la sectorización y qué objetivos se persiguen con ella.
4. Indicar cuáles son los actores y recursos que van a intervenir en cada una de las áreas en que se sectoriza el escenario del accidente.

# 4. Sectores asistenciales

La sectorización tiene como finalidad principal permitir que los equipos asistenciales puedan organizarse mejor, evitando que los diferentes equipos asistenciales se solapen y garantizando la seguridad de los lesionados y de los equipos de rescate.

La sectorización no es solo una división física, sino también una división funcional que, además de parcelar el lugar del siniestro, sirve para organizar equipos, proteger a los implicados y desplegar los recursos necesarios. Básicamente, se distinguen tres sectores asistenciales: el **área de salvamento,** el **área de socorro** y el **área de base.**

## 4.1. Área de salvamento

El **área de salvamento,** como se ha explicado anteriormente, se corresponde con la zona siniestrada y es el punto de mayor impacto, a la vez que el más caótico. También se conoce como área de rescate o de intervención. Se trata de una zona llena de peligros tanto para las víctimas del suceso como para los equipos asistenciales. El objetivo terapéutico fundamental en esta área es la búsqueda, rescate y salvamento de las víctimas, tareas estas que corresponden a los equipos de rescate (bomberos, Protección Civil, Cuerpos de Seguridad del Estado, unidades militares, etc.).

En general, la presencia de los equipos sanitarios en el área de salvamento no es aconsejable, salvo que la situación lo requiera, como, por ejemplo, en caso de que una víctima requiera asistencia sanitaria antes de su liberación por parte de los bomberos. En estos casos, el personal sanitario debe ir provisto de los equipos de protección adecuados, debe seguir en todo momento las recomendaciones de los equipos de rescate y debe entrar en esta área con las manos libres y sin portar equipamiento pesado.

El área de salvamento es una zona que impone grandes limitaciones a la atención sanitaria. Esto da lugar a una intervención muy rudimentaria, por lo que es recomendable que los heridos sean trasladados lo antes posible a lugares más seguros. Para efectuar dicho traslado, también entran en esta área los camilleros, que evacuarán las víctimas hacia el área de socorro. Durante dicha evacuación, los camilleros deben seguir, siempre que sea posible, un circuito ordenado, denominado **primera noria de camilleo.**

## 4.2. Área de socorro

El **área de socorro,** también conocida como área de asistencia, es la zona inmediata a la de salvamento y donde los equipos sanitarios dan las primeras atenciones, despliegan sus recursos y llevan a cabo su labor. En esta área se instalará, si la situación lo requiere, el puesto médico avanzado, que es el lugar hasta donde se trasladan los heridos a través de la primera noria de camilleo. El puesto médico avanzado está constituido por una gran tienda de campaña de fácil montaje dotada de todos los recursos precisos para el tratamiento inicial y la estabilización de los heridos. Con el fin de facilitar la acción del personal sanitario, es recomendable que el material sanitario se encuentre dispuesto en arcones perfectamente clasificados que permitan su fácil y rápida identificación.

Dentro de cada una de estos sectores, es posible distinguir, a su vez, otras áreas organizativas, también con una finalidad funcional clara. Así, por ejemplo, dentro del área de socorro se pueden distinguir varias zonas, como el **nido de heridos** o la **zona de triaje.** Ambas se describen a continuación:

- El **nido de heridos** es un espacio seguro dentro del área de socorro hasta donde se trasladan los heridos procedentes del área de salvamento, siendo así agrupados y evitándose la dispersión de los equipos y medios sanitarios con el fin de optimizar al máximo los recursos disponibles. Posteriormente, los heridos se envían desde el nido hacia una zona de triaje.

- El **triaje** es un sistema de clasificación de las víctimas atendiendo a sus lesiones y a los recursos disponibles. Resulta una medida imprescindible en accidentes con múltiples víctimas. Durante el triaje es de gran utilidad clasificar a los pacientes en críticos, graves, leves, irrecuperables e ilesos mediante la asignación de los colores rojo, amarillo, verde y negro. Esta clasificación se conoce como **método START** *(Simple Triage and Rapid Treatment).* Un ejemplo de este tipo de triaje es el modelo de tarjetas de la Organización Mundial de la Salud (OMS):

  - **Tarjeta roja:** se asigna a pacientes críticos que requieren de tratamiento inmediato y de evacuación medicalizada. Constituyen la primera prioridad de evacuación. Este el caso de pacientes con problemas respiratorios no corregibles *in situ,* con paro cardíaco presenciado, con hemorragias abundantes (más de 1 litro), con heridas penetrantes en tórax o abdomen, con pérdida de consciencia y con tracturas graves (pelvis, cervicales, tórax, etc.), entre otros.
  - **Tarjeta amarilla:** se asigna a pacientes que requieren tratamiento urgente y evacuación no medicalizada. Constituyen una segunda prioridad de evacuación. Este es el caso, por ejemplo, de pacientes quemados, de pacientes conscientes con daño craneoencefálico, con hemorragias moderadas (entre 500 y 1000 ml), etc.
  - **Tarjeta verde:** se asigna a pacientes leves que pueden tratarse de forma diferida y que no precisan de evacuación o pueden ser trasladados en ambulancias colectivas junto con otros heridos. Es el caso de pacientes con lesiones y fracturas menores, quemaduras leves, etc.
  - **Tarjeta negra:** se trata de pacientes ya fallecidos, que han permanecido más de veinte minutos sin pulso o respiración o bien que presentan lesiones que hacen imposible las maniobras de resucitación.

Además del sistema de tarjetas, existen otros sistemas de clasificación, como cintas de colores, pinzas de ropa, rotuladores, etc.

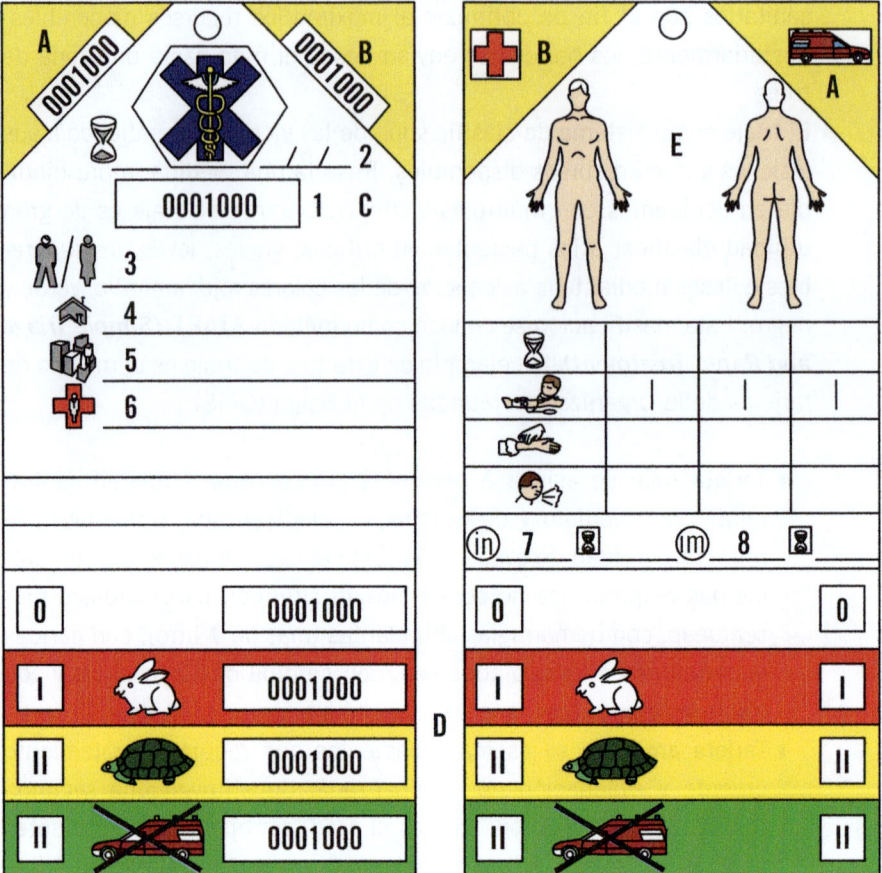

*Tarjetas de triaje*

## 4.3. Área de base

El **área de base** es la zona donde se organiza la recepción de las víctimas evacuadas que proceden del área de socorro. Esta área también es el lugar donde se ubican los medios y recursos asistenciales más pesados, además de ser el punto en el que se despliega el PMA. El PMA es el punto de reunión de los mandos de las diferentes instituciones participantes en las labores de rescate. También dentro del área de base se ubica el aparcamiento de los vehículos asistenciales y el puesto de carga de ambulancias. Por este motivo, es necesario que el área de base sea una zona de fácil acceso a las vías de evacuación, permitiendo una circulación accesible y fluida de los vehículos asistenciales. La dirección del área de base corre a cargo de personal no sanitario. En esta área, además, se ubican las fuerzas de seguridad.

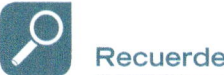

## Recuerde

El Puesto de Mando Avanzado (PMA) es el punto de reunión de los mandos de las diferentes instituciones participantes en las labores de rescate y se sitúa en el área de base.

## 4.4. Subdivisiones de los sectores de trabajo en catástrofes graves

En catástrofes de gran magnitud, los tres sectores asistenciales fundamentales (el área de salvamento, el área de socorro y el área de base) pueden subdividirse en subsectores. Cada uno de ellos será gestionado por un equipo asistencial distinto que intentará lograr los objetivos fijados para ese sector. Esta subdivisión persigue una mayor optimización de los recursos humanos y materiales. Así, por ejemplo, dentro del área de socorro, se pueden distinguir subsectores como el nido de heridos, la zona de triaje o el puesto médico avanzado, mientras que dentro del área de base se establecen subsectores como el PMA, el aparcamiento de ambulancias, la zona de estacionamiento del resto de vehículos asistenciales y del material pesado, etc.

## Aplicación práctica

Usted forma parte de un equipo móvil de SUAP (Servicio de Urgencias de Atención Primaria). El Centro de Coordinación de Emergencias les comunica que ha tenido lugar un accidente de tráfico con varios vehículos implicados en una carretera comarcal próxima a su base. Entre ellos, hay un autobús escolar, por lo que hay un elevado número de víctimas. El Centro de Coordinación de Emergencias les indica que se dirijan hacia el lugar del accidente, hasta donde también se han desplazado otros equipos asistenciales

Continúa en página siguiente >>

&lt;&lt; Viene de página anterior

de las localidades próximas, dada su envergadura. A su llegada, los primeros equipos asistenciales han procedido a realizar una sectorización del escenario del accidente con el fin de que todos los equipos realicen su trabajo en la misma zona. Se han distinguido tres áreas: el área de socorro, que se corresponde con el lugar del impacto y que es donde están trabajando bomberos y equipos sanitarios, que realizan un primer triaje de las víctimas en dicha zona; el área de base, donde se despliegan los equipos sanitarios y se llevará a cabo la atención definitiva de las víctimas; y el área de salvamento, donde se organiza la recepción de las víctimas y su evacuación en ambulancias. Además, usted comprobará que el PMA está ubicado en el área de socorro y que desde allí se coordina la labor de los equipos asistenciales.

Indique cuáles son los errores que se han cometido en la sectorización de este escenario.

**SOLUCIÓN**

En la sectorización que se ha realizado en el anterior ejemplo se han cometido varios errores que se enumeran a continuación:

Se lee que se ha distinguido un área de socorro que se corresponde con el lugar del impacto, pero, en realidad, el área de socorro es un área inmediata a la de salvamento (el área de salvamento sí es el área que se corresponde con la zona siniestrada). Tampoco es correcto que los bomberos desarrollen su actividad en el área de socorro, ya que en realidad será en el área de salvamento donde realicen su labor.

En el ejemplo se indica que en el área de base se despliegan los equipos sanitarios, lo cual es erróneo, ya que, en realidad, estos equipos se despliegan en el área de socorro.

Se lee también que el área de salvamento es el lugar donde se organiza la recepción de las víctimas y su evacuación en ambulancias. Sin embargo, como se ha visto anteriormente, el área de salvamento se corresponde con la zona siniestrada y de mayor impacto.

Un último error incluido es la ubicación del PMA en el área de socorro. En realidad, dicho puesto, se localiza en el área de base.

---

# 5. El despliegue organizativo

Una vez delimitado el escenario del accidente y realizada la sectorización del mismo, comienza el despliegue organizativo, que es diferente en cada uno de los sectores o áreas. Es necesario tener en cuenta la situación de caos y desorganización que caracteriza al escenario del accidente, especialmente en los momentos inmediatos tras el siniestro, por lo que es fundamental que los equipos asistenciales, especialmente entrenados para ello, procedan a la organización y coordinación del despliegue con el fin de garantizar la atención de los heridos y la seguridad de los lesionados y de los intervinientes en las labores de rescate.

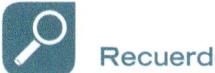

## Recuerde

El primer equipo en llegar al accidente debe iniciar la organización de la zona. A menudo, dicho equipo carece de la formación necesaria para ello (puede suceder con equipos de atención primaria), por lo que asumirá el mando el equipo entrenado en situaciones de emergencia que llegue a continuación.

## 5.1. Objetivos

El despliegue organizativo de los equipos asistenciales y de los recursos materiales persigue varios objetivos:

- Facilitar las tareas de los equipos asistenciales en el escenario del accidente mediante la división de dicho escenario en sectores.
- Garantizar la seguridad de los heridos en el accidente, de los espectadores y testigos y de los equipos asistenciales.
- Tener preparado y organizado todo el equipo que pueda necesitarse con el fin de evitar la dispersión del mismo y pérdidas de tiempo innecesarias.

## 5.2. Elección del lugar para el despliegue

Un aspecto fundamental a la hora de llevar a cabo el despliegue organizativo en el escenario del accidente es la elección del lugar más adecuado para ello. Dicha elección se va a ver influenciada por diversas circunstancias, como la orografía del lugar o la envergadura del siniestro. A la hora de elegir dicho lugar, es necesario tener en cuenta los siguientes factores:

- Debe ser un lugar que garantice la seguridad absoluta tanto de los heridos como de los equipos asistenciales y con un espacio de maniobra lo suficientemente amplio como para no entorpecer los movimientos de los vehículos asistenciales.
- Además, debe ser fácilmente accesible, permitiendo una sencilla evacuación de los heridos.
- El lugar de despliegue se situará en las proximidades del punto de impacto, pero dentro del área de socorro.

En general, los equipos sanitarios despliegan todo su material y equipo en el área de socorro, aunque cerca del área de salvamento, con el fin de acercarse lo máximo posible a los heridos, pero sin asumir riesgos innecesarios para el personal sanitario. Serán los bomberos los que se sitúen en el área de salvamento y se ocupen de la búsqueda y rescate de los accidentados.

 **Actividades**

5. ¿Cuáles son las características que deben tenerse en cuenta a la hora de elegir el lugar más adecuado para el despliegue organizativo en un accidente con múltiples víctimas?
6. Citar los objetivos que se persiguen con el despliegue organizativo.

## 5.3. Estructuras que se despliegan en las áreas de salvamento, de socorro y de base

Una vez elegido el lugar más adecuado, comienza el despliegue de los equipos asistenciales y del material de rescate. A continuación, se detallan las estructuras que se despliegan en cada área.

El **área de salvamento,** la zona de mayor impacto, es donde los bomberos realizan su labor y donde desplegarán todo el material que precisen. Los bomberos tienen como principal misión la búsqueda y el rescate de las víctimas para su posterior traslado hasta las áreas de socorro y de base. En el área de salvamento, la asistencia sanitaria es mínima y consiste, principalmente, en la realización de gestos salvadores. Hasta esta zona acceden los vehículos pesados del cuerpo de bomberos y en ella se crea un puesto de mando de bomberos. Generalmente, los equipos sanitarios no deben entrar en el área de salvamento, excepto si la situación lo requiere, en cuyo caso, deben hacerlo, como se ha señalado anteriormente, provistos siempre de los Equipos de Protección Individual (EPI) apropiados y siempre con las manos libres, llevando solamente el material que porten en los chalecos reflectantes.

El **área de socorro** se encuentra en la zona limítrofe al área de salvamento. Es la zona donde se despliegan los equipos y materiales sanitarios. Dicho despliegue consiste en disponer fuera del vehículo asistencial de forma ordenada todo el equipo material que pueda ser necesario para la atención del herido inmediatamente después de su rescate. El material debe colocarse sobre una lona plastificada que lo proteja y aísle del suelo y se ordena por grupos siguiendo un sistema lógico. Así, en un primer grupo se coloca todo el material necesario para el control de la vía aérea (bolsas de ventilación tipo AMBU, cánulas de Guedel, material de intubación orotraqueal, etc.); en un segundo grupo, el equipo de ventilación (bombona de oxígeno, mascarillas de oxígeno, etc.); en el tercer grupo, el material de circulación (material de canalización de vías periféricas y centrales, sistemas de infusión de sueros, monitor-desfibrilador, etc.); en el cuarto y quinto grupos se colocan respectivamente la medicación y el material preciso para su administración; y, por último, en el sexto grupo, se dispone todo aquel equipamiento necesario que no vaya incluido en ninguno de los grupos anteriores (gasas, guantes, contenedores de material contaminado, mascarillas quirúrgicas, etc.).

Dentro del área de socorro pueden distinguirse, a su vez, varias zonas:

- **Nido de heridos:** es una zona segura donde se colocan los heridos de forma organizada a medida que son rescatados en el área de salvamento y donde permanecen en espera de poder ser evacuados.

- **Zona de triaje o clasificación:** es el sector donde las víctimas del accidente se clasifican atendiendo a sus lesiones y a los recursos disponibles.
- **Puesto médico avanzado:** se corresponde con la zona donde se despliega todo el material sanitario. Es donde se recibe a los heridos procedentes de la zona de triaje para su atención inmediata y donde se les prepara para su posterior evacuación.
- **Puesto de carga de ambulancias:** es un lugar amplio, fácilmente accesible, visible y correctamente señalizado donde se reciben y estacionan todas las ambulancias.

Todo los visto hasta ahora son los pasos a seguir en el despliegue básico, pero hay ocasiones en las que el accidente, debido a su gran envergadura, puede requerir un despliegue extraordinario de medios sanitarios en el área de socorro. En tal caso, pueden incluirse hospitales de campaña, centros móviles de comunicaciones, farmacias móviles, torretas de iluminación, cisternas, etc.

El **área de base** se ubica tras el área de socorro y en ella se procede a la recepción de las víctimas evacuadas procedentes del área de socorro. Es el lugar donde se sitúan los medios y recursos asistenciales más pesados y donde se localiza el Puesto de Mando Avanzado (PMA), que es el punto de reunión de los mandos de los diferentes cuerpos e instituciones participantes en las labores de rescate. Dentro del área de base se establece también el aparcamiento de los vehículos asistenciales, donde estos aguardan hasta que son necesarios en el puesto de carga de ambulancias.

## Recuerde

El material sanitario en el área de socorro se organiza en grupos: el primer grupo contiene material para el control de la vía aérea; el segundo, el equipo de ventilación; en el tercero hay material de circulación; en los grupos cuarto y quinto, medicación y lo necesario para su administración; y en el sexto se encuentra el resto del equipo, como gasas, guantes, etc.

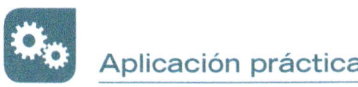

## Aplicación práctica

Se ha producido un accidente aéreo en el que un avión comercial ha sufrido una colisión contra el suelo escasos segundos después de su despegue. Los primeros equipos de rescate que acuden hasta el escenario del siniestro informan al Centro de Coordinación de Emergencias de la existencia de decenas de heridos en medio de un caos generalizado. Tras la delimitación del escenario del accidente y la sectorización del mismo, es el momento de llevar a cabo el despliegue organizativo.

Ante un accidente como el descrito, dicho despliegue se realiza en un lugar próximo al punto de impacto, dentro del área de salvamento, en un lugar accesible y que garantice la seguridad de los equipos asistenciales. En el área de salvamento realizan su labor los bomberos y los equipos sanitarios y es donde despliegan todo el material preciso para su trabajo. Al mismo tiempo, los equipos sanitarios realizan un triaje o clasificación de las víctimas del accidente en dicha área. Dentro del área de socorro, que se encuentra en las proximidades del área de salvamento, se distinguen a su vez otras zonas, como el nido de heridos (zona segura donde se coloca a los heridos de forma organizada) o el puesto médico avanzado. Tras el área de socorro se ubica el área de base, donde se establece el puesto de carga de ambulancias.

Enumerar los errores cometidos en el despliegue descrito en este ejemplo.

### SOLUCIÓN

En el anterior ejemplo se indica que el lugar de despliegue se sitúa en las proximidades del punto de impacto, dentro del área de salvamento. Esta afirmación es errónea, ya que, en realidad, el despliegue se efectúa en un lugar seguro y accesible, pero dentro del área de socorro. El área de salvamento es, efectivamente, el lugar donde los bomberos realizan su labor y despliegan el material que precisen; sin embargo, no es correcto que los equipos sanitarios desarrollen su labor en dicha área. Los equipos sanitarios desarrollan su labor y despliegan sus medios en el área de socorro y solo si la situación lo requiere, entrarán en el área de salvamento, siempre provistos del EPI apropiado y con las manos libres.

Sí es cierto que dentro del área de socorro (localizada en las proximidades del área de salvamento) se pueden distinguir varias zonas, como el nido de heridos o el puesto médico avanzado. Sin embargo, es incorrecto que el puesto de carga de ambulancias se encuentre en el área de base, ya que dicho puesto se ubica dentro del área de socorro.

## 6. Organización hospitalaria ante las catástrofes

La Sociedad Española de Medicina de Catástrofes define la catástrofe como:

*[...] todo suceso que produce más víctimas o problemas sanitarios de los que el sistema de salud está preparado para manejar.*

La catástrofe es, por tanto, una situación inesperada, de instauración brusca y rápida, que afecta a un sector de la población y que produce daños tanto materiales como humanos. Se caracteriza porque conlleva una importante desproporción entre los recursos disponibles y las necesidades detectadas, obligando así a la activación y utilización de medios y recursos extraordinarios.

Dado lo imprevisto de las catástrofes y su aparición súbita, es necesario que el hospital sea capaz de prever una adecuación eventual de sus medios e infraestructuras para poder hacer frente a la situación de desastre. Para ello, se hace imprescindible el entrenamiento de sus equipos humanos en este tipo de situaciones y una adecuada organización, así como la existencia de planes de emergencia y equipos de socorro hospitalarios. Con esto, se consigue que el hospital sea capaz, por un lado, de adelantarse a la situación de catástrofe y, por otro, de adecuarse y prepararse ante la recepción masiva de víctimas que se esperan.

En una catástrofe con múltiples víctimas, el hospital es el último destinatario de los heridos, por lo que debe estar preparado para poder afrontar la situación. Esto conlleva una planificación previa al siniestro que debe perseguir varios objetivos:

1. Crear una **comisión de emergencias externas** constituida por personal diverso y cuya misión consista en estudiar los principales riesgos existentes en la zona de influencia del hospital y en elaborar una plan de actuación ante situaciones de catástrofe.
2. Elaborar un plan de emergencias externas donde queden establecidas las actuaciones y medidas que deben ponerse en marcha ante una catástrofe.
3. Establecer la forma de acondicionar el área de urgencias para disponer de capacidad operativa en el menor tiempo posible e identificar

y señalizar las áreas del hospital que deben ser utilizadas en caso de catástrofes, así como las probables áreas de expansión para aumentar la capacidad operativa si fuera necesario.

4. Contar con sistemas de referencia, protocolos y procedimientos para actuar de forma uniforme frente a situaciones críticas.

5. Realizar un análisis de la demanda asistencial con el objeto de prever y racionalizar los recursos y de determinar la capacidad operativa, es decir, el número máximo de pacientes que se pueden atender a la vez.

6. Contar con los recursos, tanto materiales como humanos, que sean necesarios para poder hacer frente a la situación de catástrofe (los recursos deben estar inventariados en el plan de emergencias). En relación con los recursos, hay que establecer, además, el periodo de autonomía y reservas de suministros y medicamentos.

7. Divulgar convenientemente el plan de emergencias para que el personal hospitalario lo conozca perfectamente y entrenar a dicho personal mediante la realización de simulacros.

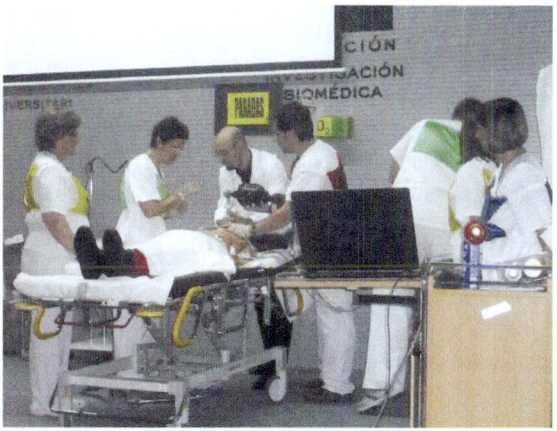

*Entrenamiento del personal hospitalario para emergencias con múltiples víctimas*

## 6.1. La organización del hospital como receptor de heridos en masa

Con el fin de que el hospital sea capaz de organizarse y de dar una respuesta adecuada ante una situación de catástrofe con múltiples víctimas, es necesario que cuente con una **comisión de emergencias externas.** Esta ha ser de carácter multidisciplinar, es decir, debe estar formada por personal diverso de todos los servicios hospitalarios que se van a ver involucrados en la respuesta ante la catástrofe, lo que incluye tanto personal sanitario como no sanitario.

Entre las funciones de esta comisión está, en primer lugar, estudiar cuáles son los principales riesgos en el área de influencia del centro hospitalario. De este modo, se persigue conocer las situaciones de emergencia y las catástrofes a las que puede enfrentarse el hospital con mayor probabilidad para realizar planes de emergencias externas adaptados en los que se recojan los recursos necesarios para dar una respuesta adecuada, tanto materiales como humanos. Estos planes de emergencia deben ser reiteradamente actualizados. También es función de la comisión la adecuada divulgación del plan de emergencias entre el personal hospitalario y el entrenamiento en la aplicación del mismo mediante simulacros periódicos.

 **Nota**

El plan de emergencias externas constituye la reacción de un hospital ante una situación de catástrofe en su área de influencia. El objetivo de este plan es la organización de una respuesta eficaz ante cualquier tipo de desastre externo. Esta respuesta debe estar adaptada a la estructura y a los recursos de cada centro sanitario. Por este motivo no puede existir un plan único para todos los hospitales y estos deben estar individualizados.

### Fases de actuación del plan de emergencias

El plan de emergencias externas debe especificar las distintas fases de actuación durante una catástrofe desde una perspectiva hospitalaria, estableciendo los pasos a seguir en cada una de ellas, quién ejerce el mando en cada momento y dónde. Del mismo modo que en el medio extrahospitalario se distinguen cuatro fases de actuación (fase de alerta, de alarma, de aproximación y de control), a nivel hospitalario también se distinguen cuatro fases:

1. **Fase de prealerta:** esta fase consiste en emplear sistemas de información que permitan al centro hospitalario tener indicios sobre posibles

situaciones de catástrofe. El objetivo es poder anticiparse a la emergencia y, si esta llegara a producirse, estar preparados para ella.

2. **Fase de alerta:** comienza cuando se notifica al hospital que ha tenido lugar una situación de catástrofe. Tras la notificación, el primer paso es informar al responsable del servicio de urgencias, que es el primer lugar del centro hospitalario al que llegarán víctimas de la catástrofe.

3. **Fase de alarma:** se confirma la situación de catástrofe y se procede a la activación de todos los recursos necesarios para afrontarla.

4. **Fase de ejecución:** se procede a la puesta en marcha de todos los medios, tanto humanos como materiales, que sean necesarios para afrontar la situación de catástrofe.

 Actividades

7. ¿Cuáles son las funciones de la comisión de emergencias externas?
8. El plan de emergencias externas del hospital distingue cuatro fases de actuación: Citar las principales características de cada una de ellas.

## Niveles de emergencia

Dependiendo del número de víctimas, de su gravedad y de la capacidad de respuesta del centro hospitalario, es posible distinguir tres niveles de emergencias externas:

- **Emergencias de primer nivel:** son aquellas situaciones que pueden alterar el normal funcionamiento del hospital, en especial del servicio de urgencias, y a las que el hospital es capaz de dar una respuesta adecuada con sus propios medios.

- **Emergencias de segundo nivel:** son situaciones que van a alterar de forma importante la dinámica hospitalaria, precisando para su resolución la puesta en marcha de recursos extras, aunque sin tener que recurrir a la activación de recursos hospitalarios externos.

■ **Emergencias de tercer nivel:** en este caso, la situación es de tal magnitud que el hospital no va ser capaz de hacer frente a ella con sus propios recursos, por lo que se hace necesaria la activación de recursos ajenos.

**Nota**

Los hospitales también se clasifican en tres niveles dependiendo de sus características, especialidades y padecimientos que pueden atender. En tal caso, el nivel tres designa el hospital más capaz y versátil. No deben, por tanto, confundirse ambas clasificaciones.

### Activación y desarrollo del plan de emergencias

Si el centro hospitalario recibe la notificación de una situación de catástrofe con múltiples víctimas en la que se solicita su intervención, el jefe de guardia debe abandonar sus tareas asistenciales de forma inmediata para asumir la activación del plan de emergencias. Se actúa entonces del siguiente modo:

■ Se alerta a la dirección del hospital informándole de la situación de catástrofe y de la activación del plan de emergencias externas.
■ Se dan instrucciones a la centralita del hospital para que active los refuerzos que sean necesarios de acuerdo con las dimensiones de la catástrofe. En primer lugar, se solicitan refuerzos de personal de otros servicios del hospital que se encuentren dentro de su turno de trabajo. Si, dada la envergadura de la catástrofe, esto no fuera suficiente, se procedería a solicitar la presencia del personal que se encuentra en situación de guardia localizada e incluso de cuanto personal fuera necesario para afrontar adecuadamente la situación, aunque este no estuviera trabajando.
■ Hay que comenzar la organización "desde fuera hacia adentro". Esto implica considerar varios aspectos, como el control del tráfico externo por parte de los miembros del servicio de seguridad del propio hospital o por los Cuerpos de Seguridad del Estado, de forma que se facilite

el acceso de las ambulancias y se controle la entrada de personal. Se debe, además, elegir el mejor lugar para la recepción del gran número de ambulancias y heridos que se prevén, estableciéndose allí el punto de clasificación o triaje. En dicho punto se debe situar un equipo de parada y *shock* en previsión de este tipo de situaciones. Además, hay que considerar las áreas hasta las que los heridos pendientes de atención serán conducidos, una vez hayan sido clasificados.

Entre los procedimientos incluidos dentro del plan de emergencias, lo primero es **despejar el servicio de urgencias** con el fin de contar con el mayor espacio libre disponible. Para ello, se informa a los pacientes en espera de ser atendidos en dicho servicio de que se está inmerso en una situación de catástrofe y de que la atención del servicio de urgencias va a ser diferente a la habitual para poder responder adecuadamente a la catástrofe.

Los pacientes que estén en espera de ser atendidos se clasifican entonces en base a un **sistema de triaje para catástrofes,** que difiere del sistema de triaje habitual del servicio de urgencias, ya que este último no es adecuado ante este tipo de situaciones. De acuerdo con el sistema de triaje para catástrofes, puede incluso llegar a recomendarse a ciertos pacientes que se dirijan a otros centros sanitarios para recibir asistencia médica, como, por ejemplo, a centros de salud de atención primaria. Esta recomendación puede extenderse a pacientes que ya están siendo atendidos en el servicio de urgencias en función de su situación. En los casos en que la situación clínica lo permita, se procederá a demorar la atención del paciente (es lo que se conoce como **urgencia diferida)** o se dispondrá el ingreso inmediato con el fin de desalojar el servicio de urgencias antes de que lleguen las primeras víctimas de la catástrofe.

El triaje consiste en realizar una clasificación de los heridos en base una escala de prioridades, de manera que aquellos pacientes que precisen de mayor premura serán atendidos en primer lugar. Aunque en el propio lugar del accidente se realiza ya un triaje para que los heridos prioritarios sean evacuados antes al hospital, los hospitales deben realizar un triaje de los heridos a su llegada al servicio de urgencias. Además de la clasificación de los heridos, también es necesario proceder a su identificación, teniendo en cuenta la dificultad que esto puede entrañar debido a las circunstancias. En muchos casos se desconocerán los datos identificativos mínimos del paciente (nombre y apellidos,

DNI, número de la seguridad social, etc.), así que será necesario contar con un sistema de identificación sencillo y rápido hasta el momento en que se pueda realizar una identificación definitiva. Un ejemplo de este tipo de identificación inicial puede ser el uso de bolsas de emergencia numeradas del uno al cien. Cada vez que entre un herido en el servicio de urgencias, se le unirá una de estas bolsas a la ropa por medio de unas pinzas para identificarlo.

Puede ser necesario **solicitar la ayuda de profesionales de otros servicios del hospital** para que la evacuación del servicio de urgencias sea lo más rápida posible y para que esté despejado cuando comiencen a llegar las primeros heridos del desastre.

Dependiendo de la envergadura de la catástrofe, puede ser necesario **despejar todo el hospital,** y no solo el servicio de urgencias. En tal caso, es necesaria la participación y la colaboración de todos los profesionales del hospital. Se procederá entonces a dar altas prematuras a los pacientes ya hospitalizados, al menos de forma temporal, hasta que concluya la situación de emergencia. En otros casos será preciso el traslado de los pacientes ingresados a otros centros hospitalarios. También se debe informar a todos los familiares y acompañantes de los pacientes que deben abandonar el hospital y retirar sus vehículos de las zonas de aparcamiento para evitar un posible colapso con la llegada de las primeras ambulancias.

 **Nota**

Todas las medidas incluidas dentro del plan de emergencias irán encaminadas a dejar libres áreas de hospitalización con el fin de poder afrontar en las mejores condiciones posibles la situación de catástrofe.

También puede ser necesario **frenar el acceso al hospital de pacientes que no requieran una atención urgente** para evitar el colapso del servicio de urgencias. Para ello, se comunicarán al Centro de Coordinación de Emergencias las circunstancias especiales que atraviesa el hospital. De este modo, el Centro de Coordinación de Emergencias puede informar a los centros de salud de atención primaria para que no remitan al hospital ningún paciente que, de acuerdo con el sistema de triaje para catástrofes, no reúna los requisitos mínimos para ello. Además, se informa a los responsables de estos centros de que se les va a remitir heridos de la catástrofe y pacientes derivados del hospital cuya situación clínica lo permita para que sean atendidos.

Además de contar con todo el personal sanitario necesario para poder atender y afrontar la situación de catástrofe, también se debe contar con todos los **recursos materiales** precisos, como camillas, sillas de ruedas, camas, etc.

## Actividades

9. Citar algunos de los procedimientos incluidos dentro del plan de emergencias externas del hospital para preparar y dar una respuesta adecuada ante una catástrofe con múltiples víctimas.
10. Indicar quién es el encargado de asumir la activación del plan de emergencias externas y cuáles son los pasos iniciales de dicha activación cuando se notifica al hospital una catástrofe con múltiples víctimas.

### Zonificación

De la misma manera que deben organizarse los espacios en el escenario del accidente, también se debe proceder a una sectorización del hospital creando diferentes zonas con funciones específicas para organizar mejor la respuesta asistencial. Esto es lo que se denomina **zonificación.** Esta zonificación u organización del hospital puede afectar solo a una parte del mismo (por ejemplo, al servicio de urgencias) o, en situaciones de catástrofes con múltiples víctimas, a todo el hospital.

Un ejemplo de zonificación del servicio de urgencias de un hospital es el siguiente:

- **Zona de identificación y clasificación o triaje:** debe ser un punto adecuado para la recepción de un gran número de ambulancias y heridos. Generalmente, se ubica en la sala de espera para familiares de pacientes ingresados en el servicio de urgencias. Su función es la identificación inicial de los pacientes y su triaje con distintivos de colores que indiquen cuál debe ser su ubicación posterior. Además, en esta zona debe haber un equipo de parada y *shock* en previsión de situaciones de este tipo.

- **Zona de tratamiento inicial:** en función de la prioridad asignada en el triaje, la asistencia se realiza en las siguientes zonas:

  - **Zona roja o de soporte vital:** corresponde al box de pacientes críticos y boxes adyacentes del servicio de urgencias. En esta zona se atienden pacientes que requieren de una actuación inmediata.

  - **Zona amarilla o de tratamiento urgente no demorable:** se ubica en el área de urgencias y comprende todos los demás boxes del servicio de urgencias que no estén dedicados a prioridad máxima.

  - **Zona verde o de urgencias demorables:** se ubica en la zona de prealta del servicio de urgencias.

  - **Zona negra o de fallecidos:** se sitúa fuera del área de urgencias, en el mortuorio.

- **Zona de familiares:** dado que la sala de espera de familiares se encontrará ocupada por la zona de triaje, se situará en la sala de espera de las consultas externas.

Dependiendo del plan de emergencias de cada centro hospitalario, se establecerán más o menos zonas en función de las necesidades particulares del hospital.

En situaciones de catástrofes con múltiples víctimas de gran envergadura (por ejemplo, un terremoto con cientos de víctimas), se hace necesaria la zonificación, no solo del servicio de urgencias, sino de todo o de gran parte del centro hospitalario. En un caso de este tipo, un ejemplo de zonificación puede ser el siguiente:

- **Zona de identificación y de clasificación o triaje:** ubicada en el hall del servicio de urgencias.

- **Zona roja o de soporte vital:** en el área de urgencias, especialmente en el box de pacientes críticos y los boxes adyacentes a este.
- **Zona amarilla o de tratamiento urgente:** corresponde al área de urgencias y, dependiendo de cada caso, puede extenderse al área quirúrgica o de hospitalización.
- **Zona verde o de urgencias demorables:** se sitúa fuera del servicio de urgencias, en una sala amplia donde un personal mínimo pueda atender y controlar adecuadamente la situación.
- **Zona gris:** en esta área se ubica a pacientes que presentan tras el triaje patologías con escasas posibilidades de reversibilidad. Se situará fuera del servicio de urgencias, pero próxima a él por si la llegada de recursos sanitarios permitiera retomar la atención de estos pacientes.
- **Zona negra o de fallecidos:** se localiza en el mortuorio.
- **Zona del puesto de mando operativo:** estará situada en la zona de administración y dirección del hospital.
- **Zona de información a familiares de los heridos:** con el fin de que no interfiera con las tareas del personal sanitario, se debe situar alejada del servicio de urgencias.
- **Zona de medios de prensa y comunicación:** cerca de la zona de administración y dirección del hospital, ya que será desde donde se informará sobre la situación.
- **Zona de personalidades:** irá ubicada en la zona de dirección del hospital.

## Recuerde

La zonificación depende del plan de emergencias y de las necesidades del hospital. Un ejemplo de zonificación del servicio de urgencias puede ser el siguiente: zona de triaje, de tratamiento inicial y de familiares. Si la catástrofe es de grandes dimensiones, se zonifican otras partes del hospital.

## Comité de emergencias

Con el fin de que toda esta organización funcione correctamente y de modo organizado se hace necesario un sistema de mando que, en el caso de las catástrofes con múltiples víctimas, correrá a cargo del **comité de emergencias o gabinete de crisis,** un conjunto de expertos formado por responsables de los diferentes departamentos y servicios hospitalarios designados para organizar las respuesta en este tipo de situaciones. El comité de emergencias se situará alejado del área de urgencias, generalmente en la zona de administración y dirección del hospital, aunque también contará con un centro operativo en el propio servicio de urgencias.

Entre las funciones del comité de emergencias están las siguientes:

- La dirección, el control de la situación y la toma de decisiones. Son los responsables de evaluar la situación; de buscar apoyo en otros hospitales de la zona, si fuera necesario; de dimensionar globalmente lo que está sucediendo, etc.
- La transmisión de información tanto a los familiares de las víctimas como a los medios de comunicación. Es fundamental que la información que se proporcione sea lo más exacta posible para evitar malentendidos. Además, también es labor del comité la elaboración de un listado de afectados y de fallecidos.
- La logística de las demandas de material que los diferentes servicios precisen.

Entre los miembros que constituirán el comité de emergencias, se encuentran los siguientes:

- El director del comité, que suele ser el **director gerente del hospital** o, en caso de ausencia, el director médico, el directivo de guardia o aquella persona que se indique en el plan de emergencias externas del hospital.
- También formarán parte del comité los diferentes **directivos del hospital,** tales como el director médico, el director de enfermería o el director de gestión.
- El servicio de urgencias está siempre representado en el comité a través del **coordinador de urgencias.** Además, este coordinador de urgencias

estará a cargo del centro operativo y entre sus funciones está la organización de la actividad asistencial, la coordinación de los diferentes profesionales sanitarios, el control de la seguridad y del acceso al servicio de urgencias, la habilitación de espacios para la atención de los heridos, etc.

- El **resto de servicios del hospital** deben también estar representados en el comité de emergencias (seguridad, farmacia, UCI, área de hospitalización, área quirúrgica, servicio de mantenimiento, etc.).

 Actividades

11. Explicar qué es la zonificación del hospital.
12. Enumerar los miembros que conforman el comité de emergencias de un hospital.

## Lista de comprobación del plan de emergencias

El plan de emergencias del hospital debe incluir una lista global de comprobaciones ante una situación de catástrofe con el fin de garantizar la organización y la respuesta adecuada del hospital en estos casos. Esta lista incluirá los siguientes ítems:

- Preparar y facilitar el acceso de las ambulancias y del resto de vehículos asistenciales hasta el hospital, evitando el paso de vehículos particulares.
- Organizar una zona de clasificación o triaje de las víctimas de la catástrofe, disponiendo junto a ella de un equipo de parada-*shock*.
- Proceder a la activación de un gabinete de crisis o comité de emergencias encargado de la toma de decisiones y de informar sobre la situación tanto a los familiares como a los medios de comunicación.
- Crear un equipo de gestión de la asistencia y de la organización.
- Establecer áreas de atención para los familiares de las víctimas, para los medios de comunicación y para las autoridades.

- Organizar el desalojamiento del hospital con el fin de contar con el mayor espacio posible para poder atender a los heridos de la catástrofe.
- Potenciar las áreas de quirófano y de la unidad de cuidados intensivos.
- Filtrar y filiar a todos los pacientes y documentar gráficamente todo cuanto ocurre.
- Convocar una rueda de prensa para informar de todo lo ocurrido.
- Organizar apoyos al personal sanitario.
- Proceder a la redacción de un informe final sobre todo lo acontecido, el cual debe  incluir la hora de activación del plan de emergencias y la recepción de las primeras víctimas en el hospital, las medidas inmediatas que se adoptaron, el número de pacientes atendidos y la derivación de los mismos, el personal que ha colaborado en la resolución de la situación, una evaluación económica de los gastos derivados de la gestión de la catástrofe, etc.

 **Aplicación práctica**

El Centro de Coordinación de Emergencias prealerta a un hospital comarcal sobre un accidente con múltiples víctimas que ha ocurrido en una planta química ubicada a pocos kilómetros del mismo y que se ha producido tras un escape de gas y una gran explosión. Por el momento no se tienen datos sobre el posible número de víctimas. Ante esta información, el jefe del servicio de urgencias procede a la activación del plan de emergencias externas al mismo tiempo que continúa con su labor asistencial. Se dará, además, orden a la centralita para que solicite la presencia de todo el personal del hospital, incluidos aquellos que no están trabajando, dada la previsible envergadura del accidente. El siguiente paso será proceder a despejar el servicio de urgencias con el fin de disponer del mayor espacio disponible. Además, se deberá reforzar el personal de triaje para poder continuar con la labor de clasificación o triaje habitual cuando comiencen a llegar los primeros heridos.

¿Está siendo correcta la actuación hasta este momento? Señalar los errores que se han cometido en el ejemplo descrito.

Continúa en página siguiente >>

<< Viene de página anterior

## SOLUCIÓN

En el ejemplo anterior se cometen varios errores. En primer lugar, cuando se notifica al hospital una situación de catástrofe con múltiples víctimas en la que se solicita su intervención, no será el jefe del servicio de urgencias, sino el jefe de la guardia el que procederá a la activación del plan de emergencias externas del hospital. Este, además, no podrá continuar con su labor asistencial y deberá abandonarla para coordinar la puesta en marcha del plan de emergencias externas.

También es incorrecto que la centralita del hospital deba solicitar la presencia de todo el personal del hospital, incluidos los que no están trabajando. En realidad, en ese momento inicial solo se deben solicitar refuerzos de profesionales de otros servicios del hospital que estén en su turno de trabajo.

Otro error que se comete en el ejemplo es el refuerzo del personal de triaje para continuar la clasificación de los pacientes con el modelo de triaje habitual. Ante una situación como la descrita, se procederá a la clasificación de los pacientes en base a un sistema de triaje para catástrofes especialmente adaptado a este tipo de situaciones.

---

## 6.2. El hospital como centro logístico

En una situación de catástrofe o desastre con múltiples víctimas, el hospital puede cumplir una función logística al contar con recursos que utiliza habitualmente y al poder también movilizar o activar otros recursos en situaciones de emergencia.

El hospital como centro logístico tiene que realizar una función de apoyo a la emergencia y no ser un mero sujeto pasivo. Para cumplir esta función logística, es necesario contar con un plan de emergencias externas que incluya un inventario actualizado de los recursos humanos y materiales disponibles y en el que se determine la capacidad operativa del hospital ante una catástrofe.

 **Nota**

Informar al Centro de Coordinación de Emergencias es fundamental. La aportación de recursos del hospital a la zona del accidente depende del nivel de emergencia y de las necesidades específicas del accidente. La evaluación de estos factores depende de la información obtenida a través de los equipos de emergencias.

Es necesario acondicionar el área de urgencias en el menor tiempo posible para disponer de capacidad operativa. Hay que conocer la capacidad operativa del hospital, es decir, el número máximo de pacientes que se pueden atender a la vez, así como el número de camas disponibles y la previsión de camas que pueden quedar libres de forma inmediata gracias a altas prematuras y traslados a otros centros hospitalarios. También hay que conocer las probables áreas de expansión que permiten aumentar la capacidad operativa del hospital habilitando nuevos espacios y camas en otras áreas hospitalarias, así como el flujo de pacientes y los planos de evacuación del hospital.

En una catástrofe con múltiples víctimas también hay que alertar al banco de sangre del hospital y, si fuera preciso, a los centros regionales de transfusión para contar con las reservas necesarias para satisfacer la posible demanda debida a la situación de emergencia.

Resulta fundamental conocer el periodo de autonomía, reservas de suministros y medicamentos del almacén de emergencias y de la farmacia del hospital que, en el caso de un hospital comarcal, suele ser de unos treinta días (tiempo estimado para la reposición de los pedidos por parte de los proveedores). También es importante estimar la autonomía y reservas con que cuenta el hospital de otros recursos como agua, electricidad (hay que calcular la autonomía de los equipos de emergencia de suministro eléctrico en caso de falta de suministro de la red eléctrica), gasóleo (destinado al funcionamiento de las calderas de calefacción, de las cocinas, etc.) y gases medicinales (oxígeno, nitrógeno, etc.). Para evitar un posible desabastecimiento de todos estos recursos, es necesario que dentro del plan de emergencias externas del hospital se incluya una lista de los proveedores habituales, por si fuera necesario contactar con ellos en caso de desabastecimiento.

### Los equipos de socorro hospitalarios (SOSH)

En determinadas circunstancias, ante catástrofes de gran volumen, los equipos asistenciales pueden llegar a solicitar el apoyo del hospital con sus recursos en el mismo escenario del accidente. En este caso, y siempre que sea posible, parte del equipo del área de urgencias e intensivos se trasladará hasta el escenario del accidente. Estos equipos son los denominados **equipos de socorro hospitalarios (SOSH).** En estos casos, se constituirán uno o varios equipos formados por:

- Personal médico: a ser posible, facultativos especializados en medicina de urgencias y emergencias, en medicina intensiva y en anestesia.
- Personal de enfermería: igual que en el caso anterior, también es aconsejable tenga relación con medicina de urgencias, intensiva y anestesia.
- Ayudantes: auxiliares de clínica, celadores, técnicos sanitarios, etc.

La movilización de estos equipos no debe suponer la desatención de ningún servicio asistencial necesario en el propio hospital para atender a las víctimas remitidas desde el lugar del accidente.

Todos los planes de emergencias externas tienen que contemplar la posibilidad de crear equipos de socorro hospitalarios y determinar la forma de actuar, llegado el caso. Estos equipos pueden trasladarse hasta el escenario del accidente en alguna de las ambulancias que habitualmente está aparcada en el hospital siempre que esté contemplado en el plan de emergencias externas del hospital.

Los equipos de socorro hospitalarios actuarán en el escenario del accidente bajo las órdenes de los responsables de la asistencia sanitaria y constituirán un refuerzo fundamental para la rápida asistencia a las víctimas de la catástrofe. Deben estar dotados de todo el material necesario para que actúen como puestos médicos avanzados. Ese material incluirá, como mínimo, material de soporte vital básico y avanzado, tarjetas de triaje, fármacos de emergencia, material de inmovilización y movilización de los pacientes, soportes de comunicación

(teléfonos móviles, equipos de radio, etc.), así como un medio de transporte
adecuado.

En ocasiones, desde el lugar del accidente se demanda la participación
de un equipo especializado en una determinada área. A estos equipos se les
denomina **células quirúrgicas extrahospitalarias** y están constituidas por un
cirujano, un anestesista y un enfermero dotados de todo el material necesario
para la cirugía y la anestesia. Las células quirúrgicas extrahospitalarias suelen activarse en circunstancias excepcionales, como, por ejemplo, en caso de
pacientes atrapados a los que no se puede liberar utilizando las técnicas de
rescate habituales, por lo que es necesaria la participación de estas células
quirúrgicas para realizar una cirugía de urgencia vital en el lugar del accidente.

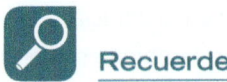

## Recuerde

La diferencia entre los equipos enviados por el hospital es el grado de especialización. El
equipo de socorro hospitalario ofrece una atención más general, mientras que las células
quirúrgicas extrahospitalarias se desplazan para solucionar problemas quirúrgicos concretos.

### Contenedores (SOSH)

Todos los hospitales cuentan con una serie de contendores preparados con
el material necesario para afrontar una situación de catástrofe de forma inmediata. Son los llamados **contenedores SOSH,** los cuales deben estar de-
bidamente posicionados, preparados y clasificados desde un punto de vista
funcional y tienen como objeto tener organizados todos los medios materiales
necesarios que hay que desplegar en una catástrofe con múltiples víctimas.
Estos contenedores son equipos sencillos, fáciles de manejar y de transportar,
que permiten desplegar de forma inmediata el material preciso para una primera atención especializada de las víctimas.

El número, localización y contenido de cada uno de estos contendores será determinado por la comisión de emergencias de cada hospital y deberán ser periódicamente examinados y revisados para comprobar la funcionalidad del material almacenado y la caducidad de los fármacos. Además, estos contenedores deben ser utilizados y desplegados en los simulacros de entrenamiento para que el personal conozca su contenido y su uso.

Pueden distinguirse varios tipos de contenedores SOSH:

- **Contenedor SOSH número 1:** la función de este primer contenedor es el control y la organización del tráfico de vehículos en los alrededores del hospital. Para ello, este contenedor incluye los siguientes materiales:

  - Un megáfono portátil.
  - Un silbato.
  - Dos rollos de cinta de balizamiento.
  - Seis unidades de petos reflectantes.
  - Seis unidades de linternas con conos amarillos.
  - Un cartel con el siguiente mensaje: "Hospital en situación de emergencia".

- **Contenedor SOSH número 2:** incluye todo el material y recursos necesarios para poder realizar maniobras de soporte vital básico y avanzado a las víctimas de la catástrofe. Entre dicho material se encuentra:

  - Un monitor electrocardiográfico con desfibrilador y marcapasos externo.
  - Oxígeno transportable.
  - Un set de intubación que incluirá laringoscopios dotados de pilas y linternas de repuesto, tubos endotraqueales (3 unidades de cada número), fiadores, pinzas de Magill, aspiradores de pedal, bolsas de aspiración, cintas de fijación y rollos de esparadrapo, entre otros útiles.

- **Contenedor SOSH número 3:** este contenedor incluye material para proporcionar infusión, analgesia y confort a las víctimas del accidente. Entre dicho material se encuentra:

- Ringer lactato (20 unidades de 500 cc).
- Hemoce (15 unidades).
- Sistemas de infusión de suero: compresores, catéteres y llaves de 3 pasos.
- Analgésicos mayores y sedantes.
- Rollos de esparadrapo.

- **Contenedor SOSH número 4:** está provisto de todo el material necesario para poder efectuar el transporte de las víctimas de la catástrofe hasta el hospital. Incluirá camillas, sábanas y petos de camillero.
- **Contenedor SOSH número 5:** incluye material necesario para la organización y la zonificación del servicio de urgencias y del hospital en previsión de la afluencia masiva de heridos tras una catástrofe con múltiples víctimas. Entre los elementos incluidos en este contenedor hay:

  - Carteles para la zonificación que permiten identificar las diferentes zonas en que se sectoriza el área de urgencias y el hospital.
  - Petos identificativos.
  - Cintas de balizamiento y flechas adhesivas.
  - Bolsas de catástrofes que incluyen tarjetas de triaje de colores, tarjetas o pulseras de identificación e impresos (historias clínicas, hojas de petición de pruebas complementarias, hojas de evolución, etc.).
  - Bolígrafos y rotuladores.

### *Aplicación práctica*

Usted está trabajando en el servicio de urgencias de un hospital comarcal de una localidad de 40.000 habitantes situada a más 200 km de su hospital regional de referencia. En las proximidades de dicha localidad y debido a las malas condiciones climatológicas, tiene lugar un accidente aéreo de un Airbus A380 con capacidad para 526 personas. El Centro de Coordinación de Emergencias les prealerta sobre dicho accidente y les informa sobre centenares de heridos. Ante esta noticia el jefe de la guardia procederá a la activación del plan de emergencias externas del hospital y a despejar el servicio de urgencias con el fin de contar con el mayor espacio posible ante la llegada de heridos que se prevé, procediéndose a organizar el centro hospitalario desde "dentro hacia afuera". Además, si la situación lo requiere, se crearán equipos de socorro hospitalarios (SOSH) constituidos por profesionales sanitarios de servicios no prioritarios en el hospital en estos casos (como patólogos, radiólogos, etc.) y de los que se puede prescindir. Estos equipos se trasladarán hasta el escenario del accidente para prestar ayuda.

¿Cómo catalogaría usted este tipo de emergencia: de primer, de segundo o de tercer nivel? ¿Qué errores detecta usted en el despliegue y en la forma de actuar de este hospital?

### Solución

Un ejemplo como el descrito anteriormente se puede catalogar como emergencia de tercer nivel, ya que la situación es de tal magnitud (un accidente aéreo con centenares de víctimas) que un hospital comarcal como el descrito en el ejemplo no va a ser capaz de hacer frente a ella con sus propios recursos, por lo que es necesaria la activación de recursos ajenos.

Respecto a los errores cometidos en el despliegue descrito, es erróneo organizar el plan de emergencias externas desde dentro hacia fuera. En realidad, dicha organización se realiza desde fuera hacia dentro, lo cual conlleva el control de diversos aspectos, como el tráfico externo para facilitar el acceso de las ambulancias, la elección del mejor punto posible para la recepción de los heridos y el establecimiento en dicho lugar del punto de triaje.

Otro error que se comete en el ejemplo se refiere a los equipos de socorro hospitalarios (SOSH). Estos equipos deben estar formados por personal médico, personal de enfermería y ayudantes especializados, a ser posible, en medicina de urgencias y emergencias, en medicina intensiva y en anestesia. La movilización y el despliegue de estos equipos no pueden conllevar la desatención de algún servicio asistencial necesario en el propio hospital.

## 7. Resumen

Ante un accidente con múltiples víctimas, la organización de la atención sanitaria es un aspecto fundamental para poder afrontar la situación de la mejor forma posible y para prestar una asistencia sanitaria adecuada a las víctimas. Esta organización no se limita al escenario del accidente, sino también al hospital hacia el que se evacúen a los heridos.

Para organizar la atención sanitaria, se procederá a delimitar en el escenario del accidente tres áreas o sectores asistenciales: el área de salvamento, donde los actores principales serán los propios heridos y los miembros del cuerpo de bomberos; el área de socorro, donde los equipos sanitarios desplegarán sus equipos y llevarán a cabo su labor asistencial; y, por último, el área de base, que será el lugar donde se ubiquen los medios pesados y el puesto de mando avanzado. Además, en ocasiones, con el fin de evitar solapamientos en la actuación de los diferentes equipos asistenciales, puede ser necesario realizar una subsectorización. Así, por ejemplo, dentro del área de socorro, pueden distinguirse varias zonas, como son el **nido de heridos** y la **zona de triaje.**

No solo es necesaria la organización y sectorización del escenario del accidente. También hay que llevar a cabo una organización del hospital hasta el que se van a evacuar a los heridos, creándose diferentes zonas con funciones específicas. Esto es lo que se denomina **zonificación,** que puede afectar solo a una parte del hospital (por ejemplo, el servicio de urgencias) o, en situaciones de catástrofes con múltiples víctimas, a todo el centro. Toda esta organización estará dirigida por un **comité de emergencias** o **gabinete de crisis** encargado de coordinar a todos los departamentos y profesionales implicados.

## Ejercicios de repaso y autoevaluación

1. **Seleccione si las siguientes afirmaciones son verdaderas o falsas:**

El objetivo fundamental en el área de salvamento es la búsqueda, rescate y salvamento de las víctimas del siniestro.

☐ Verdadero
☐ Falso

El área de socorro es la zona donde se organiza la recepción de las víctimas evacuadas procedentes del área de base y el lugar donde se ubican los medios y recursos asistenciales más pesados.

☐ Verdadero
☐ Falso

2. **Señale la opción correcta en relación con la zonificación u organización del hospital ante una catástrofe con múltiples víctimas:**

   a. Puede afectar solo a una parte del hospital o a todo el centro.
   b. En primer lugar, se debe proceder a despejar el servicio de urgencias.
   c. Para la clasificación de los pacientes se emplea un sistema de triaje para catástrofes y no el triaje propio del servicio de urgencias.
   d. Todas las opciones son correctas.

3. **Señale la opción incorrecta respecto a la sectorización del escenario del accidente:**

   a. La sectorización, además de una división física, es, sobre todo, una división funcional que sirve para parcelar el lugar del siniestro.
   b. Se deberá proceder a la adecuada señalización y balizamiento del escenario del accidente.
   c. Se actuará de forma autónoma, no siendo preciso contactar ni informar de la situación al Centro de Coordinación de Emergencias.
   d. La localización geográfica del escenario del accidente puede suponer un problema a la hora de llevar a cabo la sectorización.

4. **Relacione los siguientes elementos.**

    a. Set de intubación.
    b. Camillas y petos de camillero.
    c. Megáfono portátil.
    d. Bolsas de catástrofes.

    __ Contenedor SOSH número 5.
    __ Contenedor SOSH número 2.
    __ Contenedor SOSH número 4.
    __ Contenedor SOSH número 1.

5. **Seleccione si las siguientes afirmaciones son verdaderas o falsas.**

El área de socorro es la zona donde los equipos sanitarios llevan a cabo su labor asistencial y despliegan sus medios.

    ☐ Verdadero
    ☐ Falso

En el área de base los actores son muy numerosos, puesto que se incluyen víctimas evacuadas desde el área de socorro, testigos y curiosos, miembros de los Cuerpos de Seguridad del Estado, integrantes del PMA, medios de comunicación, etc.

    ☐ Verdadero
    ☐ Falso

6. **Se encuentra usted en el escenario de un accidente con múltiples víctimas realizando labores de clasificación o triaje. De acuerdo con el modelo de triaje de la Organización Mundial de la Salud, si un paciente ha permanecido 30 minutos sin pulso o respiración, ¿qué color le correspondería?**

    a. Verde
    b. Amarillo
    c. Negro
    d. Rojo

7. Señale los aspectos básicos que deben tenerse en cuenta a la hora de elegir el lugar para el despliegue organizativo en el escenario del accidente.

_____

_____

_____

_____

_____

_____

_____

8. Defina qué es el plan de emergencias externas del hospital e indicar las fases de actuación que se distinguen en él.

_____

_____

_____

_____

_____

_____

_____

9. Señale la opción correcta en relación con los procedimientos incluidos dentro del plan de emergencias externas de un hospital:

    a. Lo primero que hay que hacer es despejar el servicio de urgencias con el fin de contar con el mayor espacio libre disponible.

    b. En catástrofes de gran envergadura puede ser necesario despejar no solo el servicio de urgencias, sino todo el hospital, para lo cual será necesario la participación y colaboración de todos los profesionales del hospital.

    c. Se debe frenar el acceso al hospital de pacientes que no requieran de atención urgente para evitar el colapso del servicio de urgencias.

    d. Todas las opciones son correctas.

## 10. Relacione los siguientes elementos.

    a. Zona negra.
    b. Zona roja.
    c. Zona amarilla.
    d. Zona de triaje.

    __ Resto de boxes del servicio de urgencias.
    __ Sala de espera de familiares.
    __ Box de pacientes críticos.
    __ Mortuorio.

## 11. Indique los miembros que constituirán el comité de emergencias del hospital.

_____
_____
_____
_____
_____
_____
_____

## 12. Señale la opción correcta en relación con las funciones del comité de emergencias.

    a. Son los responsables de la dirección, del control de la situación y de la toma de las decisiones.
    b. La transmisión de información tanto a los familiares de las víctimas como a los medios de comunicación.
    c. La logística de las demandas de material que los diferentes servicios del hospital precisen.
    d. Todas las opciones son correctas.

## 13. Seleccione si las siguientes afirmaciones son verdaderas o falsas:

En una situación de catástrofe con múltiples víctimas, el hospital puede cumplir una función logística.

    □ Verdadero
    □ Falso

Ante una situación de catástrofe, el hospital debe limitarse a actuar como mero sujeto pasivo.

☐ Verdadero
☐ Falso

El plan de emergencias externas debe incluir un inventario actualizado de los recursos humanos y materiales disponibles en el hospital.

☐ Verdadero
☐ Falso

14. **Señale la opción correcta en relación con los equipos de socorro hospitalarios (SOSH).**

    a. Son equipos humanos formados por personal médico, personal de enfermería y ayudantes.
    b. Se trasladan hasta el escenario del accidente para actuar bajo las órdenes de los responsables de la asistencia sanitaria.
    c. Estos equipos deben estar dotados de todo el material necesario para actuar como un puesto médicos avanzado.
    d. Los equipos de socorro hospitalarios (SOSH) se trasladarán hasta el escenario del accidente por sus propios medios.
    e. Las opciones a, b y c son correctas.

15. **Defina qué es una célula quirúrgica extrahospitalaria.**

_____
_____
_____
_____
_____
_____
_____

Capítulo 3
# Manejo de cadáveres en catástrofes

# Contenido

## 1. Introducción

A lo largo de la historia se observa que las grandes catástrofes, ya sean producto de la naturaleza (terremotos, tsunamis, pandemias, etc.) o de la acción del hombre (guerras, atentados terroristas, accidentes, etc.) tienen en común la gran cantidad de víctimas mortales que producen. Tras una catástrofe, es esencial que las acciones de las autoridades al frente de las labores de rescate vayan dirigidas a cumplir tres objetivos fundamentales: en primer lugar, el rescate y la atención de las víctimas; en segundo lugar, la rehabilitación y el mantenimiento de los servicios básicos del área afectada; y, por último, la recuperación y el manejo de los cadáveres de las víctimas.

A lo largo del presente capítulo, se tratará el procedimiento para un correcto manejo de los cadáveres en una situación de catástrofe considerando las siguientes premisas: no se debe enterrar a las víctimas en fosas comunes ni procederse a la cremación masiva en contra de las costumbres culturales y religiosas de la población afectada; los cadáveres derivados de una catástrofe no constituyen un riesgo infeccioso; y, por último, hay que emplear todos los medios disponibles para tratar de identificar los cuerpos y ubicar los cadáveres en nichos, trincheras o zanjas individuales.

## 2. Normativa general sobre el manejo de cadáveres en catástrofes

La muerte es un hecho que afecta a la vida de quienes sobreviven desde el punto de vista emocional, pero también tiene unas consecuencias jurídicas y económicas. La incertidumbre en relación a la supervivencia de quienes estuvieron en una catástrofe es algo que debe evitarse mediante un adecuado manejo de los restos mortales. Entre las consecuencias jurídicas y económicas de la defunción pueden citarse, por ejemplo, la transmisión de los bienes del difunto a sus herederos o la extinción del matrimonio.

Dada la importancia que el fallecimiento de una persona tiene desde un punto de vista jurídico, todo lo relativo al diagnóstico de la muerte, a la determinación del momento exacto en que esta ocurre, a la identificación del fallecido, al establecimiento de las causas y circunstancias de la muerte y a la documentación y prueba de la defunción estará regulado por la legislación de los estados.

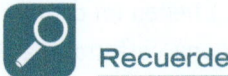

### Recuerde

Los cadáveres derivados de una catástrofe no constituyen un riesgo infeccioso y nunca se deberán enterrar en fosas comunes ni procederse a su cremación masiva en contra de las costumbres culturales y religiosas de la población afectada.

El Real Decreto 32/2009, de 16 de enero, por el que se aprueba el Protocolo nacional de actuación médico-forense y de Policía Científica en sucesos con víctimas múltiples, trata de establecer una actuación coordinada de los equipos de medicina forense con las Fuerzas y Cuerpos de Seguridad del Estado en situaciones con víctimas múltiples.

La finalidad del Protocolo nacional de actuación médico-forense y de Policía Científica en sucesos con víctimas múltiples es regular la asistencia técnica a jueces y tribunales para la identificación de cadáveres y la determinación de las causas y circunstancias de la muerte en este tipo de situaciones, todo ello en el marco de las previsiones de la Ley Orgánica 6/1985, de 1 de Junio, del Poder Judicial. Dicha ley, en su artículo 479.2, establece esta asistencia técnica por parte de los médicos forenses destinados en los Institutos de Medicina Legal y en el Instituto Nacional de Toxicología y Ciencias Forenses y en el artículo 480 establece la misión de auxilio a la Justicia del Instituto Nacional de Toxicología y Ciencias Forenses. Por ello, los resultados de los trabajos realizados por todos los participantes en este Protocolo convergen en la autoridad judicial competente.

La Ley de Enjuiciamiento Criminal, en sus artículos 340 a 343, dispone que en los casos de muerte violenta o sospechosa de criminalidad, los médicos forenses procedan a la identificación del cadáver y a la práctica de la autopsia con el fin de informar sobre la causa de la muerte y de sus circunstancias.

La prueba documental del fallecimiento de una persona es el **certificado o acta de defunción.** El certificado de defunción es un documento médico-legal necesario para proceder a la inscripción de la muerte en el Registro Civil (organismo custodio de las estadísticas vitales de las personas). En el mismo debe constar la identidad del médico que lo ha extendido y las circunstancias de su colegiación, la identidad del difunto (nombre y apellidos, edad, sexo) con mención expresa de los documentos oficiales de los cuales el médico haya dispuesto para comprobarla (documento nacional de identidad, pasaporte, etc.) o de la persona que los haya facilitado, la cual debe firmar igualmente. Además, se indicarán tanto la hora y la fecha del fallecimiento como el lugar y la fecha de emisión del certificado. Según el artículo 4º del Decreto 2263/1974, de 20 de Julio, *por el que se aprueba el Reglamento de Policía Sanitaria Mortuoria,* la comprobación de las defunciones y la subsiguiente inscripción se efectuarán de acuerdo con lo establecido en las disposiciones que regulan el Registro Civil.

D._____ Juez Municipal
y encargado del Registro civil de_____

CERTIFICO: Que al folio _____ del tomo _____ de la Selección de **Defunciones** de este Registro civil, aparece inscrita con el núm. _____ la defunción de:

D. _____ de _____ años de edad, natural de
_____ hijo de D. _____
y de D.ª _____ que falleció a consecuencia de
_____ el día ____ de _____ del año
_____ en estado de _____
_____
_____

Y para que conste a los efectos que proceda, expido la presente en:
_____ a _____ de _____
de dos mil trece.

El juez municipal                                    El secretario

*Certificado de defunción*

En una catástrofe con múltiples víctimas existe la obligación por parte de los estados y de las autoridades de recobrar los cadáveres, proceder a su levantamiento de forma adecuada, identificarlos y, en aquellos casos en los que no sea posible dicha identificación, recoger la información necesaria para una futura identificación mediante la elaboración de fichas de identificación; todo ello respetando en todo momento las costumbres sociales y religiosas, así como los ritos funerarios de la población donde haya acontecido el desastre.

En un desastre con múltiples víctimas, se deben atender dos cuestiones fundamentales:

a. Establecer infraestructuras y tomar medidas que deben ser adoptadas con carácter previo. Entre las medidas generales que deben adoptar los equipos asistenciales están:

> ▮ Acotar el lugar de la catástrofe y evaluar la magnitud de la misma.
> ▮ Procurar una adecuada coordinación entre los distintos equipos asistenciales, así como una planificación de los medios disponibles, tanto humanos como materiales. El ente responsable de la coordinación de los diferentes equipos implicados será la Fiscalía, el Ministerio de Interior u otro organismo determinado por el Estado.
> ▮ Disponer de equipos y material de identificación de víctimas en catástrofes, así como contar con equipos multidisciplinares (constituidos por médicos forenses, fotógrafos, odontólogos, técnicos judiciales en identificación, psicólogos, expertos en relación con el tipo de catástrofe ocurrida, etc.) para llevar a cabo las tareas de identificación, de disposición final de los cuerpos y de acompañamiento y apoyo a los familiares de las víctimas.
> ▮ Buscar cadáveres y restos humanos, así como recoger y conservar los vestigios que puedan ser utilizados como pruebas. La recuperación de los cadáveres debe llevarse a cabo de manera que se preserve la mayor cantidad posible de información presente en la escena con el fin de ayudar a determinar la causa de muerte y la identidad de los fallecidos. Además, la pronta recuperación de los cuerpos ayuda a reducir la carga psicológica de los sobrevivientes. Los cadáveres y restos humanos deben ser embalados adecuadamente en bolsas para cadáveres y contar con su correspondiente acta de levantamiento de

cadáveres, donde se anotará el sitio exacto y la fecha en que se encontró el cuerpo. En caso de no contar con bolsas adecuadas, se pueden utilizar otros materiales como plásticos, sábanas o mortajas. Además, los restos corporales (como, por ejemplo, extremidades superiores o inferiores) deben tratarse como si fueran un cadáver completo.

▮ La recuperación de los cuerpos no debe interrumpir la ejecución de otras intervenciones dirigidas a prestar ayuda a los sobrevivientes.

▮ Las pertenencias personales, joyas o documentos no deben retirarse de los restos humanos donde se encontraron hasta la fase de identificación.

▮ Para el transporte de los cadáveres se emplearán camillas, bolsas para cadáveres, remolques de tractores o camionetas, reservándose las ambulancias para prestar auxilio a los sobrevivientes de la catástrofe.

▮ Deberá, además, disponerse de una infraestructura que permita conservar en buenas condiciones decenas de cadáveres durante largo tiempo, incluso meses, para aquellos casos en los que existan dificultades para la identificación de las víctimas.

 Importante

Los restos corporales (como, por ejemplo, extremidades superiores o inferiores) deben tratarse como si fueran un cadáver completo.

b. Identificar los cadáveres. La identificación puede realizarse de diversas formas:

▮ Cotejando la información de la que se dispone sobre la persona fallecida (características físicas, vestimenta, joyas, etc.) con los datos disponibles sobre las personas desaparecidas.

▮ Mediante la identificación visual de las ropas de la víctima, de joyas o de otros objetos.

▮ A través de los documentos identificativos que porten las víctimas (pasaporte, DNI, carnet de conducir, etc.).

▮ Comprobando fotografías facilitadas por la familia o existentes en documentos oficiales.

▮ Mediante procedimientos forenses (autopsias, exámenes dentales, pruebas de ADN, huellas digitales, etc.), que, además de identificar a las víctimas, sirven para determinar la causa y las circunstancias del fallecimiento.

## Actividades

1. Para el transporte de cadáveres se emplean generalmente bolsas habilitadas específicamente para ello. En caso de no disponer de ellas, ¿qué otros medios alternativos podrían emplearse para su transporte?
2. Cite qué profesionales deben intervenir en las labores de rescate, levantamiento e identificación de cadáveres en una catástrofe con múltiples víctimas.

## 2.1. Cadáveres no identificados

En una catástrofe con múltiples víctimas es habitual la aparición de cadáveres no identificados. De ahí la necesidad de que la forma de actuar en estos casos esté claramente reflejada en la legislación.

A efectos de derecho, a partir de la muerte se deja de ser persona, de manera que los cadáveres, en general, son considerados cosas. No obstante, esta calificación podría estimarse inapropiada, ya que los cadáveres están sujetos a las normas comunes sobre posesión y propiedad, por lo que no son una cosa en el sentido legal de la palabra.

Ante la llegada de información sobre la existencia de cadáveres, el primer y principal interés de las autoridades será determinar si ha existido un acto criminal tras la muerte. La comprobación de la existencia de cadáveres será efectuada por el Cuerpo de Seguridad que tenga atribuida la competencia territorial que, a continuación, pondrá en conocimiento de la autoridad judicial el resultado de su comprobación. La autoridad judicial, a su vez, lo comunicará al médico forense de guardia y este al director del Instituto de Medicina Legal correspondiente, que actuará como coordinador de las actuaciones forenses. El levantamiento del cadáver debe realizarse en presencia de la autoridad judicial y el médico forense actuará en estas diligencias como un simple asesor del juez instructor. No obstante, el apartado 6 del artículo 778 de la Ley de Enjuiciamiento Criminal permite al juez:

> *[...] autorizar al médico forense que asista en su lugar al levantamiento del cadáver, adjuntándose en este caso a las actuaciones un informe que incorporará una descripción detallada de su estado, identidad y circunstancias, especialmente todas aquellas que tuviesen relación con el hecho punible.*

Entre las tareas del médico forense al proceder al levantamiento del cadáver se incluirá una inspección ocular del lugar del suceso, una revisión preliminar del cuerpo, la recogida de posibles pruebas o la toma de fotografías; medidas todas ellas encaminadas a determinar la causa de la muerte y la identidad del fallecido. Todas estas fases del tratamiento de cadáveres y restos humanos están reguladas por los artículos 5, 6, 7, 8 y 9 del Protocolo nacional de actuación médico-forense y de Policía Científica en sucesos con víctimas múltiples.

Tras el levantamiento, se procede al traslado del cuerpo a la morgue para realizar la autopsia. El traslado de los cadáveres y restos humanos desde el lugar del levantamiento hasta el depósito establecido será supervisado por los responsables de los equipos de levantamiento, que deben cumplimentar las actas de traslado al depósito de cadáveres y restos humanos tal como se recoge en el artículo 10 del Protocolo nacional.

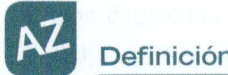

## Definición

**Autopsia**
Es un procedimiento médico que emplea la disección con el fin de obtener información sobre la causa y la naturaleza de la muerte del sujeto.

En general, el área de depósito de cadáveres se ubicará en la sede de los Institutos de Medicina Legal, salvo en aquellos casos en los que, debido al elevado número de cadáveres o por razones operativas, se designe un lugar distinto, siempre y cuando reúna las condiciones necesarias y tras consulta con el Director del Instituto de Medicina Legal correspondiente. En estos casos, se puede recurrir a **cámaras frigoríficas fijas** (por ejemplo, morgues de depósitos de funerarios privados o instalaciones fijas dotadas de refrigeración) o **móviles** (por ejemplo, vehículos comerciales dotados de refrigeración y adecuadamente habilitados para el depósito de cadáveres).

En el caso de cadáveres no identificados, los cuales se designan generalmente con las letras "NN", el personal de la morgue rellenará una ficha identificativa resistente a la humedad con un número único de referencia donde debe registrarse información sobre las características físicas del cadáver, como su edad aproximada, sus rasgos faciales (raza, altura, color de ojos, etc.), su sexo, etc. Además, deben tomarse fotografías del mismo (en todas ellas deberá poder leerse el número único de referencia), huellas dactilares del fallecido, elaborar una carta dental y obtener muestras de ADN. Todo ello con el fin de poder proceder a una futura identificación del cuerpo.

La entrega de los cadáveres a los familiares o personas allegadas se realizará cuando lo autorice la autoridad judicial competente, una vez que los cadáveres estén plenamente identificados y el dictamen de identificación por cadáver haya sido remitido a dicha autoridad judicial. En el caso de los cadáveres que no hayan sido identificados o cuya identificación se presuma difícil, estos quedan a disposición de la autoridad judicial, que será quien ordene su traslado a otros lugares de conservación o depósito, o incluso su enterramiento mediante el oportuno auto judicial, una vez que se haya confirmado que se han llevado a cabo todos los trabajos de autopsia y de obtención de datos post mortem que permitan su posterior identificación. En estos casos, la inhumación se realizará en fosas individuales o colectivas, pero siempre respetando ciertas distancias que preserven la individualidad de los fallecidos. Además, en todos los casos debe quedar marcado adecuadamente el lugar exacto del entierro, el cual suele efectuarse en secciones especiales del cementerio habilitadas para cadáveres no identificados. La inhumación es el procedimiento idóneo para los cadáveres no identificados, ya que permite preservar las evidencias para futuras investigaciones forenses, en caso de que fueran necesarias.

La cremación de los cadáveres no identificados debe evitarse por varias razones: destruye evidencias para cualquier investigación futura, requiere una gran cantidad de combustible y es difícil lograr una incineración completa, quedando con frecuencia restos parcialmente incinerados que tendrían que ser enterrados.

Sin embargo, existe una excepción legal que autoriza la cremación de cadáveres no identificados, esto es, en caso de que el cadáver pudiera provocar la propagación de enfermedades. No obstante, esta excepción legal no se aplica a los casos de muertes traumáticas acontecidas como consecuencia de catástrofes naturales, ya que en estos casos los cadáveres no representan, en principio, ningún riesgo sanitario como el descrito.

Todo lo referente al área de depósito de los cadáveres, la autopsia, el tratamiento de los cadáveres y su entrega a las familias o allegados está regulado en los artículos 11 a 23 del Protocolo nacional de actuación médico-forense y de Policía Científica en sucesos con múltiples víctimas.

 **Recuerde**

El apartado 6 del artículo 778 de la Ley de Enjuiciamiento Criminal permite al juez "autorizar al médico forense que asista en su lugar al levantamiento del cadáver, adjuntándose en este caso a las actuaciones un informe que incorporará una descripción detallada de su estado, identidad y circunstancias, especialmente todas aquellas que tuviesen relación con el hecho punible".

## 2.2. Desaparición de personas

En situaciones de catástrofe o desastre, como, por ejemplo, grandes inundaciones o terremotos, es también frecuente la desaparición de un gran número de víctimas y de sus cuerpos, lo que impediría certificar su defunción. Se trata de una situación compleja para la familia del desaparecido, con gran trascendencia, no solo emocional, debido a la incertidumbre por la falta de noticias sobre el paradero del familiar, sino también desde un punto de vista jurídico-legal y económico.

En principio, nadie puede ser dado por muerto mientras no exista un acta de defunción que lo certifique. Esto provoca que en casos de desaparición del cuerpo de la víctima, la familia pueda quedar desvalida desde un punto de vista económico al no poder acceder a los activos familiares (cuentas corrientes bancarias, propiedades, fondos de pensión, seguros de vida, etc.) que figuren a nombre del desaparecido. En la misma situación se pueden ver afectadas otras personas que no pertenecen al ámbito familiar, como socios comerciales, acreedores, proveedores, etc.

 Sabía que...

En España, la Ley 4/2000, de 7 de enero, modifica la regulación del Código Civil sobre la declaración de fallecimiento de los desaparecidos en naufragios y siniestros. Esta acorta los tiempos establecidos para proceder a la declaración de fallecimiento en casos de riesgos inminentes de muerte por causa de violencia contra la vida, naufragio, desaparición de nave o siniestro de aeronave.

Con el fin de dar una respuesta adecuada a este tipo de situaciones, el ordenamiento jurídico y el Código Civil reflejan desde finales del siglo XIX la posibilidad de realizar una **declaración de presunción de fallecimiento** o **declaración de muerte presunta** por parte de la autoridad judicial a fin de que se obtengan los mismos efectos jurídicos que con la muerte comprobada. Para ello, aquellas personas o familiares con un interés legítimo pueden solicitar a la autoridad judicial la declaración de muerte presunta de personas que hayan desaparecido en determinadas circunstancias especiales, como catástrofes naturales, acciones de guerra, accidentes aéreos o de embarcaciones, etc. En estos casos, es imprescindible que haya transcurrido un tiempo prudencial desde que ocurrió el evento y tuvo lugar la desaparición para evitar posibles fraudes. El proceso concluye con la declaración de presunta defunción del sujeto desaparecido y la fijación de un día de presunto fallecimiento, tras lo cual, la sentencia se inscribe en el registro civil con el fin de que quede acreditada la defunción a efectos legales. La legislación también regula todo lo relativo a la posible reaparición de la persona declarada como presuntamente fallecida.

En general, el proceso de declaración de presunción de fallecimiento o declaración de muerte presunta es un trámite largo y costoso para los familiares. Además, la familia de la víctima no puede contar con los ingresos que el fallecido proporcionaba ni disponer de los bienes que le corresponderían por herencia mientras tenga lugar la resolución del mismo. Por ello, con el fin de agilizar el proceso en circunstancias excepcionales, como sucesos con gran número de víctimas, el Código Civil establece medidas especiales que tratan de simplificar y abreviar los trámites.

 Ejemplo

En los Estados Unidos, para obtener una declaración de muerte presunta de una persona desaparecida en un accidente o catástrofe, era necesario esperar un promedio de 3 años. Sin embargo, a raíz del atentado contra el World Trade Center en el año 2001, la ciudad y el Estado de Nueva York adoptaron un procedimiento especial que permite obtener la declaración de muerte presunta en un plazo de una o dos semanas tras la denuncia de la desaparición realizada por los familiares del desaparecido. Esta denuncia debía ir acompañada de diversos requisitos, como pruebas de parentesco, los motivos que hacían suponer que el familiar se hallaba en el World Trade Center y una declaración jurada con información detallada sobre el familiar desaparecido, entre otros.

## 3. Levantamiento de cadáveres

Una de las diligencias más importantes y complejas, pero a la vez menos profesionalmente trabajadas en los desastres con múltiples víctimas, es el **levantamiento de cadáveres.** El levantamiento de cadáveres es una de las diligencias más importantes desde el punto de vista médico-legal y criminalístico en la investigación de un hecho presuntamente criminal; sin embargo, en la mayoría de los desastres con múltiples víctimas, la sospecha de criminalidad no se valora adecuadamente, lo cual conlleva que, con frecuencia, se obvie el levantamiento de cadáveres. A ello se suma, además, la presión social que suele existir para que las víctimas del suceso se retiren con premura del lugar del siniestro y la carencia de personal suficiente para realizar un levantamiento de cadáveres de forma eficiente en un corto plazo de tiempo.

En un desastre con múltiples víctimas, lo habitual es que el escenario del siniestro sea un foco de intenso movimiento por donde se desplaza una gran cantidad de personas, muchas de ellas sin un plan de acción establecido y que, a menudo, no deberían estar allí. En estas difíciles circunstancias, el médico encargado de coordinar las labores de levantamiento de cadáveres debe llevar a cabo su tarea.

En el momento de proceder al levantamiento de cadáveres, es fundamental conocer el área total de posible dispersión de los cuerpos, el número de cadáveres, la integridad y estado de conservación de los mismos y si todos los cuerpos son accesibles o van a ser necesarios recursos adicionales para su recuperación. Todos estos datos son fundamentales para establecer la estrategia más adecuada para el levantamiento.

Con el fin de poder reconstruir de forma eficiente y sencilla la ubicación aproximada que tenía cada cuerpo o resto una vez retirados del lugar, se debe realizar una división teórica del escenario del siniestro en zonas o áreas de trabajo. Estas áreas deben delimitarse mediante objetos fijos existentes en la zona. Además, hay que realizar una estimación aproximada de la superficie total del área del desastre.

En el caso de accidentes de tránsito y de aviación es necesario que se especifique también si los cadáveres se hallaban dentro o fuera del medio de transporte y si las víctimas llevaban puestos los cinturones de seguridad, entre otros aspectos de interés desde el punto de vista médico-legal.

Un aspecto importante durante el levantamiento de cadáveres es la forma de numerarlos. Un método sencillo consiste en asignar a cada uno de los médicos participantes una letra (A, B, C, D, etc.) o bien una letra que guarde relación con su identidad personal (por ejemplo, F de Francisco, A de Arancha o N de Natalia). Debe conocerse, además, la zona que le ha sido asignada en el levantamiento. A continuación, se numeran los cadáveres comenzando por el número 1 hasta que cada médico agote su área de actuación, de manera que los cuerpos codificados llegarán hasta el punto de depósito de cadáveres como A-1, B-1, C-1, D-1 o F-1, A-1, N-1, etc. junto con un esquema o croquis de la zona accidentada, permitiendo así una fácil y rápida reconstrucción del levantamiento de cadáveres.

Entre los mínimos datos que debe recoger el médico que realiza la diligencia en el acta de levantamiento del cadáver se encuentran los siguientes:

- Código del documento y a solicitud de quién se realiza el levantamiento.
- Nombre y código del médico que lleva a cabo el levantamiento, así como hora exacta, fecha y lugar de actuación. También debe constar su firma.
- Estado de integridad de los cuerpos (cadáver completo, restos del cadáver, restos carbonizados, etc.), posición del cuerpo y lesiones que presenta.
- Edad estimada del cadáver, sexo, raza, color de la piel y otras características físicas. Se debe realizar, además, una descripción general del vestuario, joyas u otros complementos que porte la víctima y que puedan facilitar su identificación. No se deben retirar las prendas hasta que se realice el estudio y descripción detallada del cadáver en el lugar del depósito.
- Documentos que porte el cuerpo y nombres que consten en ellos.

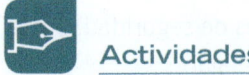

## Actividades

3. Citar cuáles son los principales objetivos que se persiguen con la autopsia del cadáver de un fallecido.
4. En España, de acuerdo con la legislación vigente, ¿cuánto tiempo debe transcurrir para que se proceda a la declaración de fallecimiento de una persona desaparecida y en qué circunstancias especiales puede verse acortado este periodo de tiempo?

En aquellos casos en los que la documentación o fotografías que porta el cadáver puedan permitir la presunta identificación del mismo, se aconseja poner una nota final en el acta de levantamiento que diga "identificado presuntamente como..." y realizar una marca previamente convenida como elemento de orientación para llevar a cabo la clasificación de los cuerpos en el punto de depósito.

No se debe realizar ninguna exploración de los cuerpos en el escenario del siniestro, excepto la revisión de los bolsillos de sus prendas en busca de documentos de identidad. Toda la documentación que se encuentre debe ser descrita en el acta de levantamiento. Después se colocará en una bolsa plástica transparente identificada con el mismo código empleado para el cuerpo.

Tras el levantamiento del cadáver o de los restos, se procederá a su recolección en bolsas para cadáveres o, en caso de no contar con ellas, en bolsas similares y suficientemente resistentes. Estas bolsas suelen ser de color blanco, negro o verde y sobre ellas se escribe con tinta indeleble el código asignado a cada cadáver. Dicho código debe aparecer también en dos placas metálicas pequeñas: una de ellas se ubica en un punto del cuerpo o resto levantado; y la otra, en el cierre de la bolsa o en algún punto visible de la misma.

## 3.1. Aplicación práctica sobre el levantamiento de cadáveres

Se ha producido un accidente ferroviario en el que un tren de pasajeros ha descarrilado tras colisionar con un automóvil que estaba detenido por causas desconocidas en un paso a nivel sin barrera. A consecuencia del accidente, hay numerosas víctimas mortales entre los pasajeros del tren y cuerpos tanto en el interior de los vagones como en sus proximidades. El lugar está lleno de curiosos y de personal de diversos equipos asistenciales. Usted forma parte de uno de los equipos forenses encargados del levantamiento de los cadáveres. A su llegada, otros equipos forenses ya han iniciado su trabajo procediendo a la delimitación del escenario del accidente en base a una división arbitraria de dicho escenario. Para numerar los cadáveres mientras se realiza su levantamiento, se utiliza un método sencillo. Este consiste en asignar a cada uno de los médicos participantes una letra mayúscula, que puede estar en relación con su identidad personal. Esta letra va seguida de una letra minúscula que se asigna al cadáver para su identificación. Se comienza con la "a" y se sigue el orden del alfabeto según se vayan encontrando cuerpos. También se usa un croquis o esquema de la zona donde se realiza el levantamiento. Durante las labores de levantamiento se realiza, además, una exploración de los cuerpos y una revisión de los bolsillos de sus prendas en busca de documentos de identidad. Todo lo que se encuentra se deposita en bolsas plásticas negras y traslúcidas identificadas con el mismo código utilizado para el cuerpo.

¿Considera usted que la actuación de los equipos forenses es correcta? Señale los posibles errores.

## Solución

El ejemplo anterior es un accidente de tránsito en el que se ha visto implicado un tren de pasajeros. Ante un accidente de este tipo es fundamental conocer el área total de posible dispersión de los cadáveres y restos. Para ello, se procede a realizar una división teórica del escenario del accidente en áreas de trabajo. Estas áreas se delimitan tomando como referencia objetos fijos existentes en el lugar (como los propios vagones del tren accidentado, elementos orográficos, vegetación del lugar del siniestro, etc.). Por tanto, no se trata de una división arbitraria.

A la hora de llevar a cabo el levantamiento de los cadáveres, es muy importante la forma de numerarlos. Un método sencillo consiste en asignar a cada uno de los médicos participantes una letra en relación con su identidad personal seguida de un número que servirá para numerar los cadáveres. Se comienza por el 1. No se utilizan letras minúsculas.

No se debe realizar ninguna exploración de los cuerpos durante las labores de levantamiento de los cadáveres. Sí se lleva a cabo una revisión de los bolsillos de las prendas en busca de documentos de identidad que, en caso de ser hallados, se colocan en una bolsa plástica trasparente e identificada con el mismo código empleado para el cuerpo.

## 3.2. Traslado de los cadáveres y los restos

Una vez concluido el levantamiento de los cuerpos y restos hallados en el lugar del siniestro, estos serán trasladados hasta un punto próximo al escenario del desastre para ser estudiados allí o bien pueden ser trasladados hasta el lugar donde definitivamente se llevará a cabo el estudio y depósito de los restos. La elección de un lugar u otro depende de diversos factores, como el número de cadáveres rescatados y el estado de conservación de los mismos, la distancia hasta la morgue o sala de autopsias más próxima y la capacidad de refrigeración y conservación de estas instalaciones.

En caso de desastres con gran número de víctimas, la sepultura de los cuerpos bajo tierra u otro material puede ser un método válido de conservación temporal hasta que se disponga de los medios necesarios para el traslado de los cuerpos desde el escenario del siniestro hasta su destino final. En estos casos de enterramiento temporal, la correcta ubicación, la señalización y la documentación deben ser tan rigurosas como en los enterramientos definitivos en cementerios oficialmente establecidos.

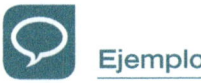 Ejemplo

En Madrid, en marzo de 2020 durante la pandemia de Covid-19, el elevado número de cadáveres hizo necesario habilitar como morgue provisional las instalaciones del centro comercial "Palacio de Hielo", permaneciendo abierto como morgue durante 30 días (desde el 24 de marzo hasta el 22 de abril de 2020) y llegando a recibir más de 1.100 cadáveres.

Los cadáveres y restos deben ser embalados en bolsas correctamente identificadas tras su levantamiento y transportados en vehículos cerrados (camiones o furgonetas), a ser posible refrigerados, aconsejándose una temperatura de conservación de 4 °C. No se debe caer en el error de congelar los cadáveres, ya que esto interferiría en las tareas de descripción necesarias para su identificación, así como en los casos en que se solicite la realización de autopsia. También se aconseja que los rótulos que identifican a las empresas o entidades propietarias de estos vehículos destinados al transporte de cadáveres sean enmascarados. El fin es evitar futuras repercusiones negativas sobre estas entidades debido a la difusión de imágenes del suceso por parte de los medios de comunicación.

El traslado de los cadáveres y restos no debe realizarse de forma individual ni en ambulancias u otros vehículos de transporte sanitario, pues estos se destinan a la atención y el transporte de los heridos. Se aconseja que el piso del vehículo destinado al traslado de los cadáveres y restos sea protegido con alguna cubierta que evite la posible contaminación con líquidos u otros fluidos que puedan deprenderse de las bolsas de los cadáveres, sobre todo, en caso de putrefacción de los mismos.

 Actividades

5. Durante el proceso de levantamiento del cadáver, toda aquella documentación que se encuentre en los bolsillos de las prendas que porta el fallecido debe ser descrita en el acta de levantamiento. Después se colocará en una bolsa plástica transparente correctamente identificada. ¿Quién es la persona responsable de la custodia de esos documentos?
6. Los cadáveres y restos, tras su levantamiento, deben ser embalados en bolsas correctamente identificadas y, a ser posible, conservados en condiciones de refrigeración a una temperatura de 4 °C. No debe recurrirse a procesos de congelación para la conservación de los cadáveres, ya que pueden interferir en las tareas de descripción de los cadáveres. Explicar cómo puede interferir la congelación en dichas tareas.

## 3.3. Condiciones de la instalación eventual para el estudio y depósito de los cadáveres

Tras proceder al levantamiento de los cadáveres y a su transporte hasta el lugar establecido para el estudio y depósito de los mismos, hay que continuar con el resto de diligencias y estudios. Entre estas investigaciones se encuentra una de carácter prioritario: la identificación de los cuerpos.

En situaciones de desastre con múltiples víctimas, las labores de estudio y depósito de cadáveres deben realizarse en muchas ocasiones fuera de un instituto médico-legal. Sin embargo, es necesario que las instalaciones utilizadas reúnan unas condiciones mínimas relativas al control del acceso a las mismas y a las posibilidades de suministro de agua e iluminación. En estas instalaciones se distinguen tres áreas mínimas de trabajo: el **área de depósito**, el **área de exposición** y el **área de examen.**

### Área de depósito

El área de depósito es el lugar donde se colocan los cadáveres y restos que llegan del escenario del desastre tras su levantamiento. Con el fin de evitar la putrefacción temprana de los mismos, sobre todo en zonas de clima cálido, se aconseja que el depósito se realice en cámaras refrigeradas. En ocasiones, sin embargo, no se cuenta con tales condiciones de refrigeración.

Es imprescindible que exista un orden a la hora de proceder a la colocación de los cadáveres y restos que, ya desde ese momento, ayude a su identificación. Se aconseja que los cuerpos sean colocados en espacios preconcebidos atendiendo a su clasificación por grupos en función del sexo, la edad y el color de la piel. A estos criterios pueden sumarse otros rasgos de identificación, como el biotipo, el color y la longitud del cabello, la estatura, el tamaño del pie, etc.

Para manejar toda la información derivada del proceso de levantamiento e identificación de los cadáveres y restos, así como para el control de su depósito, hay diversos programas informáticos. No obstante, en caso de no contar con soportes informáticos, un método clásico y válido es el uso de tarjetas con bordes perforados. Cada una de las perforaciones representa un elemento de los que se recogen para la identificación, de manera que con el paso de un alambre o varilla rígida por alguno de los orificios de la tarjeta, pueda manejarse la información de cientos de casos de forma rápida y sencilla. En general, el orificio 1 identifica a los hombres; el 2, a las mujeres; y el 3 se utiliza en casos en los que no es posible determinar el sexo. Cuando entre en el depósito un caso masculino, se romperá el borde del orificio 1, convirtiéndose así en un canal por el que se pasará el alambre o varilla entre las tarjetas, de manera que todas las que cumplan la condición de ser casos identificados como masculinos van a caer sobre la mesa de trabajo cuando levantemos las tarjetas simultáneamente. Esto permite saber qué casos cumplen la condición de ser hombres en cuestión de segundos.

## Área de exposición

Dentro de las tareas de identificación, puede ser necesaria la realización de una presentación del cadáver para su reconocimiento, para lo que se debe contar con un área de exposición donde pueda mostrarse el cadáver a los familiares, amigos o personas que puedan ayudar a su identificación.

En esta área se muestran, en primer lugar, las fotos de las prendas, el vestuario u otros elementos de identidad que se hayan podido encontrar en el examen de los cuerpos. En una segunda fase se muestran fotos de los cuerpos, especialmente del rostro, siempre que este reúna las condiciones mínimas para poder ser identificado. Por último, en una tercera fase, se mostrarán directamente los objetos anteriormente citados e incluso el propio cuerpo o resto cadavérico para intentar finalizar la diligencia y lograr la identificación del cadáver.

Todas estas tareas deben llevarse a cabo de forma cuidadosa, progresiva, con las consideraciones éticas que la situación requiere y con la preparación psicológica previa del familiar o persona que colabore en la identificación.

Tras la identificación del cadáver por parte de la familia o persona que colabore con las autoridades, debe practicarse un interrogatorio intencionado a quien aporte información para conocer el porqué de su respuesta y verificar el grado de conocimiento real que posee sobre lo que dice.

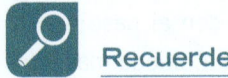

## Recuerde

El área de depósito es el lugar donde se colocan los cadáveres y restos que lleguen del escenario del desastre tras su levantamiento.

### Área de examen

Las tareas de identificación de cadáveres incluyen también la realización de un estudio del exterior del cuerpo y de los restos, así como un examen del vestuario. Por otra parte, en situaciones de desastre no es necesaria, por lo general, la práctica de la autopsia en todas las víctimas, aunque en algunas de ellas sí puede ser recomendable y en otras, imprescindible. Por estas razones, es necesario contar con un área donde se puedan llevar a cabo estas diligencias y otras diligencias.

Entre las actuaciones que se llevan a cabo en el área de examen, se incluyen, por ejemplo, la revisión de la dentadura mediante una necropsia bucal o la exploración de las trabéculas óseas del cráneo para el cálculo de la edad del sujeto, entre otras. También en esta área se toman muestras biológicas que pueden ser necesarias para la investigación toxicológica y que requieren la realización de punciones en el cuerpo o la apertura de cavidades.

Además, el área de examen también puede ser utilizada para llevar a cabo el embalsamamiento u otras técnicas de conservación del cadáver y de sus restos, así como para proceder al sellado del féretro en presencia de la autoridad competente.

## 3.4. Medios de conservación

Para la conservación de los cadáveres y de sus restos es necesario contar con medios adecuados. Estos consisten en cámaras de refrigeración móviles o portátiles (camiones o contenedores refrigerados) que se suman a las cámaras de la morgue, cuya capacidad puede verse excedida en un desastre con múltiples víctimas.

Estos camiones o contenedores refrigerados deben situarse lo más cerca posible del lugar del levantamiento y rescate de los cadáveres, convirtiéndose así en un lugar de depósito transitorio. Pueden emplearse los contenedores comerciales con refrigeración que utilizan las compañías de transporte por carretera.

En caso de necesidad, puede recurrirse también a otros métodos de conservación, como el formol o el hidróxido de calcio (cal viva), así como al uso de desinfectantes como el hipoclorito sódico (lejía).

## 3.5. Disposición de los cuerpos

Todos los cuerpos, una vez identificados, deben ser entregados a sus familiares o comunidades para que procedan a su sepultura de acuerdo con sus costumbres y ritos religiosos. El método más práctico para la disposición final de los cuerpos es el entierro o sepultura, procedimiento que es prácticamente universal y común a todas las épocas y culturas, aunque en las últimas décadas se observa cómo proliferan otras prácticas, como la incineración o la cremación.

Sin embargo, hay ocasiones en las que puede ser necesario algún método de conservación en espera de que el cuerpo sea trasladado hasta el lugar donde se llevará a cabo su velación o exhibición pública o bien hasta donde será enterrado o incinerado. Este aspecto es de especial interés en el caso de situaciones de catástrofe con un elevado número de cadáveres. Para la conservación de las víctimas, se cuenta con diversos métodos (la elección de uno u otro dependerá del estado en que se encuentren los cadáveres) entre los que se pueden citar los siguientes: bajas temperaturas, inmersión en líquidos, procedimientos químicos y enterramiento o sepultura.

### Bajas temperaturas

El empleo de bajas temperaturas (generalmente entre 2 °C y 4 °C) mediante la utilización de cámaras frigoríficas o mediante el uso de hielo, fundamentalmente el llamado **hielo seco,** es el método más recomendado para la conservación de los cadáveres.

## Sabía que...

El hielo seco o nieve carbónica es dióxido de carbono ($CO_2$) en estado sólido. Este debe su nombre al hecho de que, pese a parecerse al hielo o a la nieve por su aspecto y temperatura, cuando se sublima no deja residuo de humedad. Su temperatura de sublimación es de -78 °C. Su bajo punto de sublimación y el hecho de que no deje residuo líquido lo convierten en un excelente refrigerante. Fue obtenido por primera vez por el químico francés Charles Thilorier en 1825.

Debe evitarse la congelación de los cuerpos, ya que dificultaría las labores de identificación. Además, un proceso de congelación acelerado puede ser causa de lesiones *post mortem.* También pueden ser causa de lesiones en los cuerpos su manipulación en condiciones de congelación o la colocación de un cuerpo o resto sobre otro. Asimismo, el proceso de congelación-descongelación facilita la putrefacción.

### Inmersión en líquidos

El proceso de putrefacción de los cadáveres puede retardarse cuando se sumergen en estanques, piscinas u otros recipientes. La putrefacción, comparada con la de los cuerpos expuestos al aire libre, es más lenta. Este método es el empleado en las salas de anatomía de la mayoría de las facultades de medicina, aunque no es una forma como tal de conservación y solo se debe contemplar cuando no existan otras posibilidades de conservación transitoria.

### Procedimientos químicos

El empleo de procedimientos químicos para la preparación y conservación de cuerpos es conocido desde la antigüedad, como atestiguan, por ejemplo, las momias egipcias. Entre estos procedimientos, la inyección de sustancias en los vasos sanguíneos es uno de los más frecuentes. Se emplean, sobre todo, soluciones de formol, aunque también pueden obtenerse resultados similares con otros compuestos. Incluso puede recurrirse a la aplicación de sustancias en el interior de las cavidades o sobre el exterior de los cuerpos o restos. Estas sustancias son capaces de evitar o interrumpir el proceso de putrefacción cadavérica, eliminando o reduciendo al mínimo los olores desagradables e impidiendo el derrame de líquidos corporales. El problema de estos procedimientos químicos es que, en muchas ocasiones, el estado de los cadáveres, putrefactos o fragmentados, impide que se realice eficientemente la conservación, ya que la pérdida de la integridad corporal dificulta o incluso impide la inyección o aplicación de las sustancias.

Los vestigios más antiguos sobre la utilización del **embalsamamiento** o **momificación artificial** de los que se tiene constancia son las momias de Hetepheres I, madre del faraón Keops, y algunos fragmentos de miembros y cuerpos que datan del año 3400 a.C. Además de los antiguos egipcios, otros pueblos también han utilizado a lo largo de la historia el proceso de embalsamamiento, como, por ejemplo, árabes, judíos, chinos e incas. En la actualidad el embalsamamiento es un procedimiento con total vigencia y que aparece recogido en la mayoría de las legislaciones sanitarias de diferentes países.

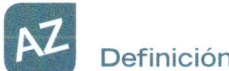

### Definición

**Embalsamamiento**
Procedimiento que consiste en aplicar a los cadáveres sustancias balsámicas o inyectar en los vasos sanguíneos ciertos fluidos para preservar de la putrefacción. Se emplea cuando se quiere preservar un cadáver durante más de 72 horas después de ocurrido el fallecimiento.

Respecto a las sustancias químicas empleadas para el embalsamamiento, la mayoría de los autores recomiendan el uso de soluciones de formol, comenzando con concentraciones al 10 %, y glicerina. Como alternativa está el cloruro de zinc al 20 % en alcohol o glicerina. Se inyectan en una cantidad aproximada al volumen sanguíneo que la persona debió tener en vida.

### Enterramiento o sepultura

El enterramiento o sepultura de los cuerpos bajo tierra u otro material también puede ser un método válido para su conservación temporal. De hecho, las inhumaciones temporales están justificadas en casos de desastre con gran número de víctimas hasta que se dispongan de las condiciones necesarias para el traslado de los cuerpos desde el escenario del siniestro hasta su destino final. En estos casos de enterramiento temporal, se exige el mismo rigor respecto a la correcta ubicación, señalización y documentación que en los enterramientos definitivos en los cementerios oficialmente establecidos.

## 4. Procedimientos para la identificación de cadáveres

Los distintos desastres presentan multitud de variables que los diferencian en cuanto a condiciones y posibilidades para la identificación de los cadáveres. Estas variables van desde la integridad y conservación de los cuerpos hasta el hecho de tratarse de habitantes de la región o víctimas extranjeras. Independientemente de las características de la catástrofe, es necesario contar con una metodología general para establecer la identidad de las víctimas que vaya desde los procedimientos más elementales hasta los más sofisticados. Esta metodología se desarrolla a continuación.

### 4.1. Por presentación

Una vez se realice el levantamiento del cadáver, se procede al resto de estudios necesarios para la identificación del cuerpo. Entre estos se contempla siempre el examen del exterior del cadáver y de su vestuario, puesto que, aunque durante el levantamiento haya existido una presunta identidad, esta debe confirmarse y legalizarse tras un examen exhaustivo.

Después de dicho examen, se clasifican los cuerpos atendiendo a diversos aspectos, como sexo, edad, color de la piel, estatura, color y longitud del cabello, cicatrices, lunares, prótesis, vestuario, etc. Los restos también se organizan en grupos o subgrupos formados en base a los elementos identificativos que posean individualmente y se colocan en una explanada o un patio divididos de forma artificial en zonas o en un contenedor o vehículo con refrigeración.

Una vez que se haya procedido de acuerdo con este criterio simple a la ordenación de los cuerpos, se está en disposición de mostrarlos a sus familiares, amigos o conocidos para que estos puedan ayudar con su identificación. Esto se conoce como **diligencia de presentación por reconocimiento.**

La identificación del cuerpo por presentación debe llevarse a cabo cumpliendo las siguientes condiciones:

- Previa a la identificación por presentación del cadáver, se mantendrá una conversación con el observador y se llevará a cabo su preparación psicológica. Mediante la conversación debe comprobarse su conocimiento real sobre la presunta víctima. La información proporcionada ha de verificarse, aun cuando esta no sea visible en ese momento, como, por ejemplo, en el caso de posibles intervenciones quirúrgicas.
- La identificación por presentación debe llevarse a cabo en un local adecuado, privado y dotado de una iluminación apropiada.
- Se realizará siempre de forma individual y no en grupos.
- El cuerpo debe colocarse de forma limpia y ordenada, cubriendo aquellas zonas afectadas que pudieran influir negativamente en el observador. Además, durante el proceso de identificación no debe despojarse al cuerpo de la víctima del vestuario ni de prendas u objetos.
- Si durante la entrevista previa se obtiene información sobre zonas que puedan ayudar a la identificación, como cicatrices, tatuajes, prótesis, lunares, etc., se procederá a mostrar estas zonas directamente.
- Ha de dejarse constancia por escrito y, si es posible, debe filmarse la diligencia, aclarando los elementos aportados por el observador y las posibles contradicciones surgidas.

Una vez concluida la presentación por reconocimiento, se procede a comprobar los datos que sean necesarios. Salvo en casos en los que el deterioro del cadáver sea muy importante, como ocurre en caso de putrefacción, quemaduras o a causa de las propias lesiones sufridas, la mayoría de las identificaciones podrán ser realizadas por este método.

## Actividades

7. Citar las condiciones mínimas que debe cumplir el área de depósito de los cadáveres.
8. Explicar brevemente en qué consiste el proceso de embalsamamiento de los cadáveres y qué material mínimo se requiere para su realización.

## 4.2. Por estudios antropológicos

En aquellos casos en los que debido al deterioro del cadáver y a su estado de destrucción, sobre todo facial, no sea posible su identificación por presentación, se recurre a los estudios antropológicos.

Los estudios antropológicos se encargan de la identificación de restos humanos esqueletizados, dada su amplia relación con la biología y variabilidad del esqueleto humano. También permiten determinar las posibles causas de la muerte, en el caso de que se hayan dejado marcas sobre los huesos, y ayuda a reconstruir la mecánica de los hechos y las lesiones, aportando, cuando es posible, información sobre la conducta de la víctima a través de indicios en el lugar del suceso y del tratamiento *peri mortem* y *post mortem* dado a la víctima.

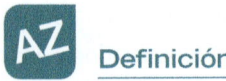

## Definición

**Perimortem**
Se refiere al momento de la muerte o a instantes inmediatos a ella. Es un término empleado en la medicina y la antropología forenses.

A la hora de llevar a cabo la identificación de un cadáver mediante estudios antropológicos, hay que seguir los siguientes pasos:

- En primer lugar, hay que realizar un interrogatorio intencionado a los familiares, amigos o conocidos que puedan aportar datos de interés para la identificación.
- Realizar estudios somatoscópicos (que incluyen biotipo, tatuajes, cicatrices, estigmas, etc.) así como de desarrollo y características del cabello.
- Elaborar un informe de evolución e información dentaria.
- Realizar un estudio somatométrico (desde el tamaño del pie hasta la estatura total).
- Estudiar el aspecto y el desarrollo genital (definición de los genitales externos).

Se han de cotejar primero los datos relativos a la edad, sexo, raza y estatura y buscar luego otros que establezcan con mayor certeza la identidad dictaminada.

Si el cadáver se encuentra en estado de esqueletización, es necesario confeccionar una ficha previa para su estudio, especialmente de la osamenta. Su estudio consiste en realizar observaciones óseas (osteoscopia), buscar enfermedades o anomalías óseas, localizar traumatismos pre-, peri- y *post mortem,* realizar estudios odontológicos y estomatológicos, etc.

Todas estas pruebas y estudios antropológicos sirven para apoyar o excluir la identidad. Son necesarias varias de ellas para poder confirmar la identidad.

## 4.3. Identificación por ADN

Desde la década de los 90 las técnicas de identificación por ADN han ganado cada vez más espacio en los laboratorios forenses gracias a la relativa simplicidad de las mismas, su menor coste, su fácil interpretación y, sobre todo, porque gracias a la **reacción en cadena de la polimerasa (PCR),** las cantidades de ADN precisadas para los análisis son mínimas.

El análisis del ADN es especialmente útil para la identificación de cadáveres en grandes catástrofes cuando el estado de descomposición de los cuerpos no permite su identificación con otros métodos. Para poder llevar a cabo la identificación por ADN, es preciso contar con los siguientes elementos:

- Una sólida prueba de quién puede ser la víctima.
- Material válido para poder realizar el estudio genético (cabellos, zonas de tejidos no putrefactas, etc.).
- Material biológico de la presunta víctima obtenido antes del suceso (sangre donada, semen congelado, cabellos, etc.) con el que se pueda realizar la comparación.

El principal inconveniente de las técnicas de identificación por ADN es que si las muestras o tejidos a partir de los cuales debe obtenerse el ADN para el análisis han estado almacenadas a temperatura ambiente, el ADN comienza a fragmentarse debido a los procesos naturales de degradación enzimática, perdiéndose así la posibilidad de establecer los perfiles genéticos.

## Sabía que...

La PCR es una técnica de biología molecular ideada en 1986 por Kary Mullis cuyo objetivo es obtener un gran número de copias de un fragmento de ADN particular a partir de un mínimo de muestra.

## Actividades

9. En caso de que el cadáver porte tatuajes que puedan servir para su identificación, ¿cómo se debe proceder en la identificación por presentación?
10. Explicar brevemente la técnica de identificación de cadáveres por ADN.

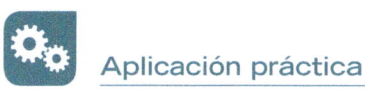

## Aplicación práctica

Tras un desastre con múltiples víctimas es necesario contar con una metodología general para establecer la identidad de las víctimas. Una forma de identificación de los cadáveres tras su clasificación previa es la denominada diligencia de presentación por reconocimiento. Esta identificación del cuerpo por presentación debe cumplir las siguientes condiciones:

1. Mantener previamente a la identificación del cadáver una conversación con el observador y prepararlo psicológicamente. Mediante la conversación hay que comprobar su conocimiento real sobre la víctima.
2. La identificación se puede realizar por grupos y siempre en un local adecuado, privado y correctamente iluminado.
3. Si durante las tareas de levantamiento del cadáver, el examen exterior del mismo y la documentación identificativa que porte nos permite una presunta identificación, no será necesario confirmarla posteriormente.
4. El cuerpo deberá colocarse de forma limpia y ordenada y mostrarse en su totalidad, sin ocultar ninguna zona, aunque esté gravemente afectada. Rasgos como tatuajes, prótesis o cicatrices existentes en el cadáver no son útiles en el proceso de identificación.

¿Qué errores se observan en el proceso de identificación por presentación que se expone en el ejemplo?

### SOLUCIÓN

Aunque durante el proceso de levantamiento del cadáver sea posible establecer una presunta identidad del fallecido en base al examen exterior del cuerpo y a la documentación identificativa que porte, la identidad deberá siempre confirmarse y legalizarse tras un examen exhaustivo posterior.

Sí es correcto que es necesario mantener una conversación con el observador y prepararlo psicológicamente antes de la identificación del cadáver para comprobar su conocimiento real sobre la víctima. También es cierto que la identificación del cadáver ha de realizarse en un local adecuado, privado y correctamente iluminado, pero dicha identificación será siempre individual y nunca en grupos.

El cuerpo deberá colocarse de forma limpia y ordenada, tal como se indica en el ejemplo anterior, pero cubriendo aquellas zonas afectadas que puedan influir negativamente en el observador. Tampoco es cierto que rasgos como tatuajes, prótesis o cicatrices no sean útiles para la identificación. Es más, en caso de que durante la entrevista con el observador se obtenga información sobre elementos de utilidad para la identificación como los citados, se procederá a mostrar dichas zonas directamente.

## 5. Resumen

Un hecho común a catástrofes y desastres, tanto naturales (terremotos, tsunamis, etc.) como debidos a la acción del hombre (guerras, atentados terroristas, accidentes, etc.), es el elevado número de víctimas mortales que hay que identificar. La identificación tiene grandes repercusiones, tanto desde un punto de vista afectivo, por la angustia de los familiares hasta tener los restos de sus seres queridos para darles sepultura de acuerdo a sus costumbres y creencias religiosas, como por las consecuencias legales que se derivan del fallecimiento. Además, debe verificarse si existe sospecha de criminalidad tras la muerte.

A lo largo de este capítulo se ha visto que existe una amplia legislación que regula todo lo relativo en torno al levantamiento de cadáveres y al manejo de cadáveres no identificados. Se han tratado las diferentes técnicas para identificar a las víctimas y la forma de actuar en caso de desaparición y ausencia del cuerpo (hecho este bastante frecuente en catástrofes). Todos estos procedimientos deben estar perfectamente documentados.

Otro aspecto que también se ha considerado es la forma de conservar los cuerpos mientras se procede a su identificación, así como la disposición final de los mismos, tanto en los casos en que puedan ser identificados, como en los que dicha identificación no sea posible.

Concluidos los procedimientos, la prueba documental del fallecimiento de una persona es el certificado o acta de defunción, documento médico-legal necesario para proceder a la inscripción de la muerte en el Registro Civil.

Ejercicios de repaso y autoevaluación

1. Señale la opción correcta en relación con el manejo de cadáveres en una situación de catástrofe.

    a. Las acciones de las autoridades ante una catástrofe deben ir encaminadas, entre otros objetivos, a la recuperación y manejo de los cadáveres de las víctimas.

    b. Los cadáveres derivados de una catástrofe no constituyen ningún riesgo infeccioso.

    c. Nunca deben enterrarse las víctimas de la catástrofe en fosas comunes.

    d. Todas las opciones son correctas.

2. Seleccione si las siguientes afirmaciones son verdaderas o falsas.

El certificado de defunción es un documento médico-legal necesario para proceder a la inscripción de la muerte en el Registro Civil.

    ☐ Verdadero
    ☐ Falso

El ente responsable de la coordinación de los diferentes equipos asistenciales implicados en las tareas de rescate e identificación de los cadáveres en una catástrofe es el Centro de Coordinación de Emergencias.

    ☐ Verdadero
    ☐ Falso

3. Señale la opción correcta respecto a los procedimientos utilizados para la identificación de cadáveres.

    a. Mediante identificación visual de las ropas o joyas que portaba la víctima.

    b. A través de procedimientos forenses, como la autopsia, pruebas de ADN, huellas dactilares, etc.

    c. Mediante los documentos identificativos que porten las víctimas (DNI, pasaporte, etc.).

    d. Todas las opciones son correctas.

4. **Señale la opción incorrecta en relación con los cadáveres no identificados.**

   a. El primer y principal interés al tener información sobre la existencia de cadáveres es determinar si ha existido un acto criminal tras la muerte.
   b. La autopsia es un procedimiento médico que emplea la disección para obtener información sobre la causa y la naturaleza de la muerte del sujeto.
   c. Los cadáveres no identificados se designan generalmente como "NI".
   d. La inhumación es el procedimiento idóneo para los cadáveres no identificados.

5. **Relacione los siguientes elementos.**

   a. Área de exposición.
   b. Área de examen.
   c. Área de depósito.

   __ Lugar donde se colocan los cadáveres y restos que llegan del escenario tras su levantamiento.
   __ Lugar donde se realiza el examen exterior del cuerpo y sus restos, así como de su vestuario.
   __ Lugar donde se realiza la presentación del cadáver para su reconocimiento.

6. **¿Cuál de las siguientes medidas es incorrecta en relación con el adecuado traslado de cadáveres y restos?**

   a. Tras su levantamiento los cuerpos y restos serán trasladados hasta un punto próximo al escenario del desastre para su estudio.
   b. Los cadáveres y restos deben ser embalados en bolsas correctamente identificadas y transportados en vehículos cerrados, a ser posible, refrigerados.
   c. La temperatura de conservación aconsejada es de 3 ºC.
   d. No debe procederse a la congelación de los cadáveres ya que ello interferiría en las tareas de identificación.

7. **¿Cuál es la temperatura aconsejada para la correcta refrigeración y conservación de los cadáveres?**

    a. 6 °C
    b. 8 °C
    c. 5 °C
    d. 4 °C

8. **Seleccione si las siguientes afirmaciones son verdaderas o falsas.**

El traslado de los cadáveres y restos no debe realizarse de forma individual ni en ambulancias u otros vehículos de transporte sanitario.

    ☐ Verdadero
    ☐ Falso

El piso del vehículo destinado al traslado de los cadáveres debe estar protegido por alguna cubierta que evite la posible contaminación con líquidos u otros fluidos desprendidos de las bolsas de cadáveres.

    ☐ Verdadero
    ☐ Falso

9. **Indique cuáles son los medios de los que se dispone para la adecuada conservación de los cadáveres procedentes de un desastre con múltiples víctimas.**

_____
_____
_____
_____

10. **Defina qué se entiende por embalsamamiento y explique cuáles son los vestigios más antiguos que se tienen sobre su empleo.**

_____
_____
_____
_____
_____
_____
_____

11. **Señale la opción correcta en relación con la diligencia de presentación por reconocimiento.**

   a. Se realiza siempre de forma individual y no en grupos.
   b. El cuerpo debe colocarse de forma limpia y ordenada, cubriendo aquellas zonas afectadas.
   c. Se lleva a cabo en un local adecuado, privado y dotado de una adecuada iluminación.
   d. Todas las opciones son correctas.

12. **Relacione los siguientes elementos.**

   a. Identificación por ADN.
   b. Identificación por estudios antropológicos.
   c. Identificación por presentación.

   __ Estudios somatoscópicos.
   __ PCR (reacción en cadena de la polimerasa).
   __ Tatuajes, prótesis, lunares, etc.

13. **Indique los principales inconvenientes de la identificación por ADN.**

_____
_____
_____
_____

14. **Señale la opción incorrecta en relación con los métodos empleados para la conservación de los cadáveres.**

   a. Se emplean cámaras frigoríficas con bajas temperaturas (entre 4 °C y 6 °C).
   b. La inmersión en líquidos es un método que retarda la putrefacción de los cadáveres.
   c. La mayoría de los autores recomienda el empleo de una solución de formol para el embalsamamiento de los cadáveres.
   d. La sepultura bajo tierra u otro material es otro método válido para la conservación temporal de los cadáveres.

15. **Seleccione si las siguientes afirmaciones son verdaderas o falsas.**

La PCR es una técnica de biología molecular ideada en 1988 por Peter Selling que permite obtener un gran número de copias de un fragmento de ARN particular a partir de un mínimo.

   ☐ Verdadero
   ☐ Falso

La identificación por ADN es especialmente útil para la identificación de cadáveres en grandes catástrofes cuando el estado de descomposición de los cuerpos no permite su identificación con otros métodos.

   ☐ Verdadero
   ☐ Falso

# Bibliografía

## Monografías

❚ ALVÁREZ Leiva, C. y MACÍAS Seda, J.: *Manual de Atención a Múltiples Víctimas y Catástrofes.* Madrid: Arán Ediciones, 2007.

❚ ALVÁREZ Rodríguez, C.: *Atención Sanitaria Inicial a Múltiples Víctimas.* Vigo: Ideas Propias, 2007.

❚ CARMONA Fuentes, F. J.: *Apoyo al soporte vital avanzado.* Antequera: Innovación y Cualificación Editorial, 2022.

❚ PACHECO Rodríguez, A., SERRANO Moraza, A., ORTEGA Carnicer, J. y HERMOSO Gadeo, F. E.: *Manual de Emergencia Médica Prehospitalaria.* Madrid: Arán Ediciones, 2001.

❚ PARRA Cotanda, C., LUACES Cubells, C.: *Situaciones de catástrofes: ¿qué debemos saber y hacer?* Barcelona: Anales de Pediatría, 2011.

❚ PÉREZ Santana, J. M., CORTÉS, Fernández, J. D., GONZÁLEZ Cervantes, F. J.: *Atención sanitaria inicial a múltiples víctimas.* Sevilla: Editorial Mad, 2011.

❚ RODRÍGUEZ Soler, A. J., PELÁEZ Corres, M. N. y JIMÉNEZ Guadarrama, L. R.: *Manual de Triaje Prehospitalario.* Barcelona: Elsevier, 2008.

❚ TORRES, L. M., ALVÁREZ, J., ARTIGAS, A., BELDA, F. J., BONET, B., CAPARRÓS, T., ESPINO, M., GIL, J., MURILLO, F. y SANZ, M. A.: *Tratado de Cuidados Críticos y Emergencias.* Madrid: Arán Ediciones, 2002.

## Legislación

I Real Decreto 773/1997, de 30 de mayo, sobre disposiciones mínimas de seguridad y salud relativas a la utilización por los trabajadores de equipos de protección individual.

I Real Decreto 1076/2021, de 7 de diciembre, por el que se modifica el Real Decreto 773/1997, de 30 de mayo, sobre disposiciones mínimas de seguridad y salud relativas a la utilización por los trabajadores de equipos de protección individual.

I Real Decreto de 14 de septiembre de 1882 por el que se aprueba la Ley de Enjuiciamiento criminal. Boletín Oficial del Estado, 17 de septiembre de 1882, núm. 260, p. 803.

I Decreto 2263/1974, de 20 de julio, por el que se aprueba el Reglamento de Policía Sanitaria Mortuoria. Boletín Oficial del Estado, 17 de agosto de 1974, núm. 197, p. 17000.

I Ley Orgánica 6/1985, de 1 de julio, del Poder Judicial. Boletín Oficial del Estado, 2 de julio de 1985, núm. 157, p. 20632.

I Ley 4/2000, de 7 de enero, de modificación de la regulación de la declaración de fallecimiento de los desaparecidos con ocasión de naufragios y siniestros. Boletín Oficial del Estado, 10 de enero de 2000, núm. 8, p. 898.

I Real Decreto 32/2009, de 16 de enero, por el que se aprueba el Protocolo nacional de actuación Médico-forense y de Policía Científica en sucesos con víctimas múltiples. Boletín Oficial del Estado, 6 de febrero de 2008, núm. 32, p. 12630.

## Textos electrónicos, bases de datos y programas informáticos

I Dirección General de Protección Civil, de: <http://www.proteccioncivil.es>.

I Cruz Roja Española, de: <https://www2.cruzroja.es/>.

I Sociedad Española de Medicina de Catástrofes, de: <https://www.semes.org/>.

I Ayuntamiento de Madrid –SAMUR–. Protección Civil, de:
<http://www.madrid.es/samur>.

▎Sociedad Española de Medicina Intensiva, Crítica y Unidades Coronarias, de: <http://www.semicyuc.org>.

▎Sociedad Española de Medicina Familiar y Comunitaria, de: <http://www.semfyc.es>.

▎Sociedad Española de Médicos de Atención Primaria, de: <http://www.semergen.es>.

▎Portal de Urgencias, Emergencias y Catástrofes, de: <http://www.e-mergencia.com>.